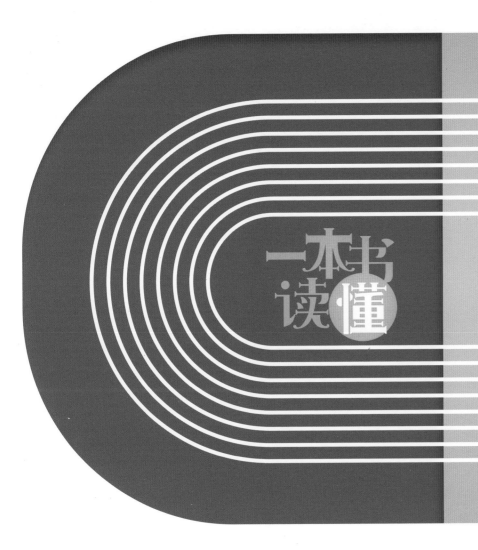

一本书读懂

脑卒中

U0342634

【主编】

钟莲梅　张林明　徐　忠

云南科技出版社

·昆明·

图书在版编目（CIP）数据

　　一本书读懂脑卒中 / 钟莲梅，张林明，徐忠主编
. —— 昆明：云南科技出版社，2023.9
　　ISBN 978-7-5587-5190-5

　　Ⅰ.①—… Ⅱ.①钟… ②张… ③徐… Ⅲ.①脑血管
疾病—普及读物 Ⅳ.① R743-49

　　中国国家版本馆 CIP 数据核字（2023）第 170651 号

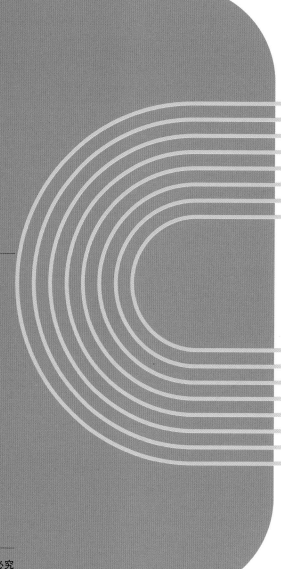

一本书读懂脑卒中

YI BEN SHU DUDONG NAOCUZHONG

钟莲梅　张林明　徐　忠　主编

出 版 人：温　翔
策　　划：胡凤丽
责任编辑：汤丽鋆　王艺桦
整体设计：长策文化
责任校对：秦永红
责任印制：蒋丽芬

书　　号：ISBN 978-7-5587-5190-5
印　　刷：昆明亮彩印务有限公司
开　　本：787mm×1092mm　1/16
印　　张：12.25
字　　数：155 千字
版　　次：2023 年 9 月第 1 版
印　　次：2023 年 9 月第 1 次印刷
定　　价：68.00 元

出版发行：云南科技出版社
地　　址：昆明市环城西路 609 号
电　　话：0871-64120740

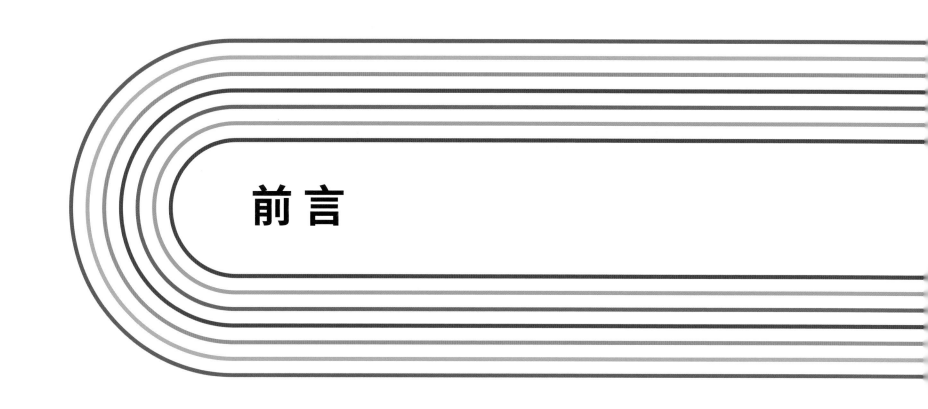

前言

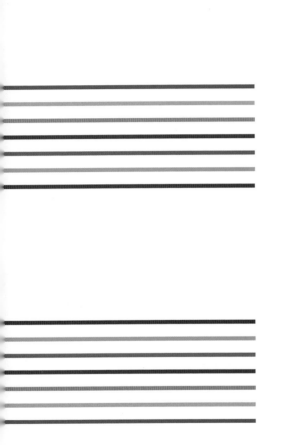

　　提起脑卒中，很多人都对其感到陌生，但它的另一个名字——"中风"算得上是家喻户晓。在医院，到处都有与之相关的指示牌、绿色通道，以及专门的诊室。这些无一不体现着这种疾病的普遍性以及对人们健康的危害程度。通常，在大家的印象里，家人一旦患了脑卒中，家庭就可能面临沉重的经济负担，患者及患者家属今后的生活也会受到极大的影响。因此，脑卒中在大众眼中是一个神秘且恐怖的存在。让人感到神秘的原因在于大家不了解什么是脑卒中，脑卒中包括哪些疾病？发病时有什么表现（如何识别脑卒中）？为什么脑卒中就找到了我（如何预防脑卒中）？得了脑卒中第一时间应该怎么办？……大家对这些问题的答案一无所知。让人感到恐怖的原因在于脑卒中给家庭造成沉重的负担，给家人带来伤害，对患者今后的工作、生活造成的巨大影响。一个好端端的人，突然手脚瘫痪、吐字不清甚至死亡，这犹如无妄之灾。正是因为缺乏了解，大家才会谈"脑卒中"色变，更加忌讳该病。

　　本书是面向广大读者的科普类读物。图书内容根据脑卒中发生之前、脑卒中发生后及脑卒中治疗与康复的时间顺序，详细为大家讲述什么是脑卒中，发病后有哪些表现，哪些人容易得脑卒中，其预防措施有哪些，得了脑卒中第一时间应该怎么办，之后进行怎样的治疗，治疗之后如何进行康复等内容。希望通过阅读本书大家对脑卒中有更全面、系统的了解，对这种难缠的疾病做到早预防、早治疗。

　　本书的出版受到云南省重大科技专项计划——云南省神经系统疾病临床医学研究中心（202102AA100061）资助。

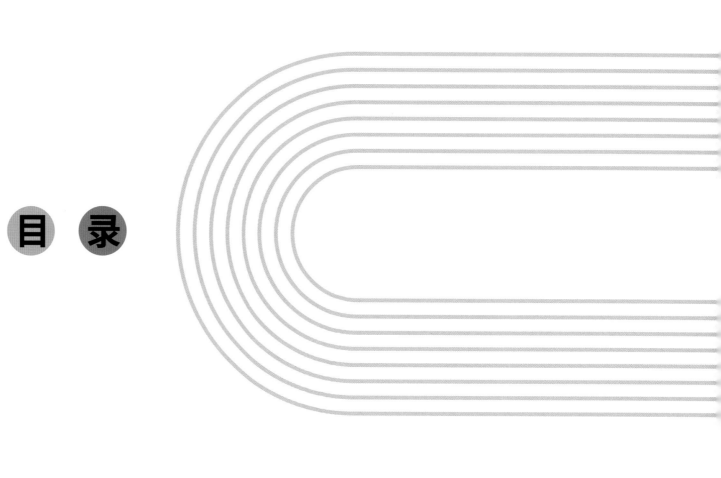

目　录

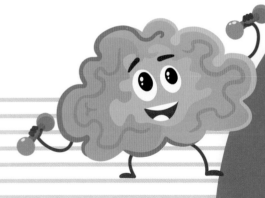

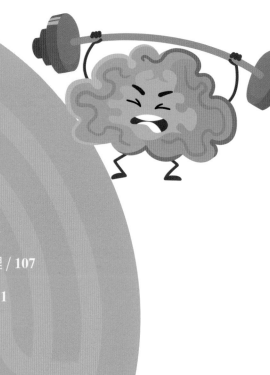

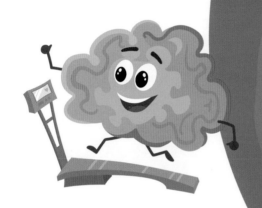

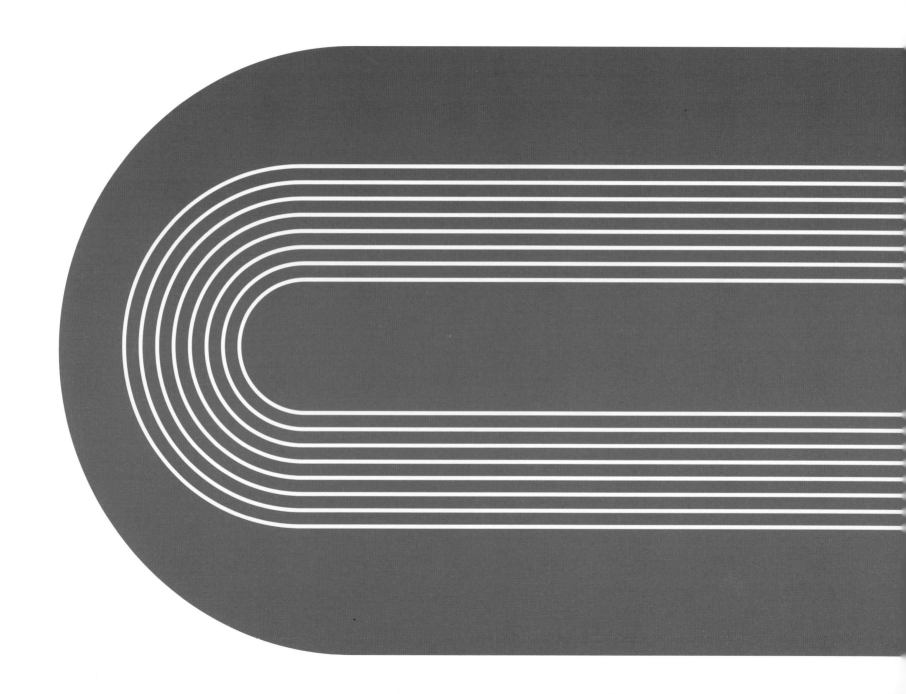

第一章

讲在脑卒中之前

1 第一节 什么是脑卒中

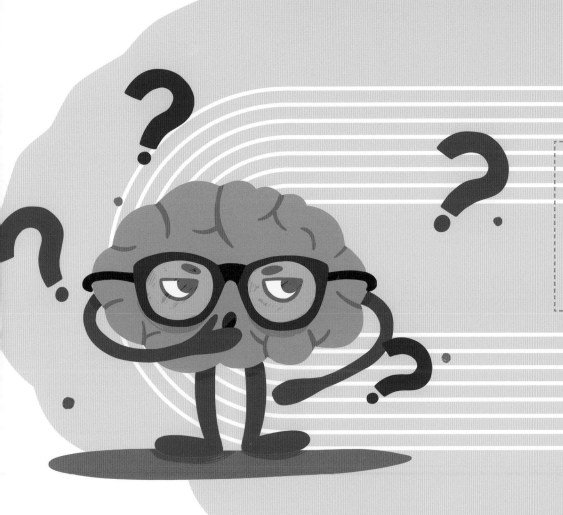

脑卒中，俗称"中风"，是一种常见的突发性脑血管疾病，患者会迅速出现局限性或弥散性脑功能缺失。脑卒中一般分为两大类：缺血性脑卒中和出血性脑卒中。

3

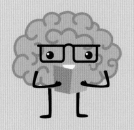

　　"脑卒中""中风""脑血管疾病"，是大家经常混淆的几个名词。

　　脑血管疾病是一个较大的范畴，包含多种疾病，而脑卒中只是其中最常见的一种。并不是所有的脑血管疾病都会发展成为脑卒中，如脑血管畸形等常见的脑血管疾病，虽然会增加发生脑卒中的风险，但只要没有出现脑血管破裂出血，就不会发展成为脑卒中。

　　而"中风"跟"脑卒中"这两个概念大家可以认为是等同的，二者只是名称不同。

中　风　＝　脑卒中

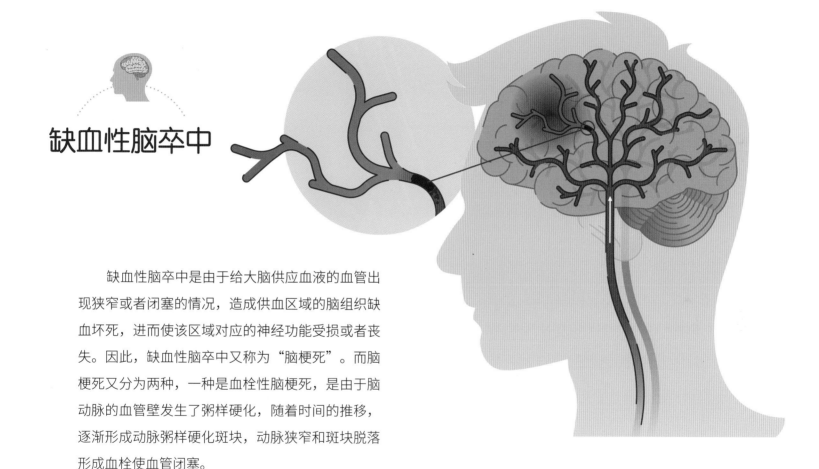

缺血性脑卒中

　　缺血性脑卒中是由于给大脑供应血液的血管出现狭窄或者闭塞的情况，造成供血区域的脑组织缺血坏死，进而使该区域对应的神经功能受损或者丧失。因此，缺血性脑卒中又称为"脑梗死"。而脑梗死又分为两种，一种是血栓性脑梗死，是由于脑动脉的血管壁发生了粥样硬化，随着时间的推移，逐渐形成动脉粥样硬化斑块，动脉狭窄和斑块脱落形成血栓使血管闭塞。

另一种是栓塞性脑梗死，这种类型的问题不在于脑血管本身，而是身体其他部位的血栓脱落后顺着动脉血流流入脑血管，最终卡在细小的血管中导致了脑血管的堵塞。其中，最常见的血栓类型就是心房颤动患者的右心房产生并脱落的栓子。

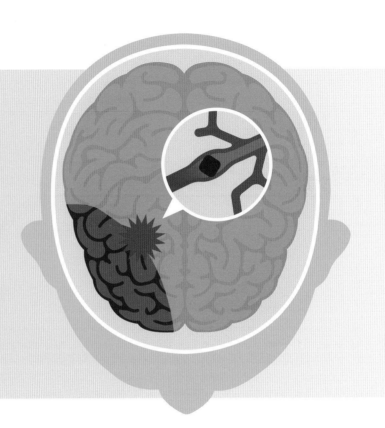

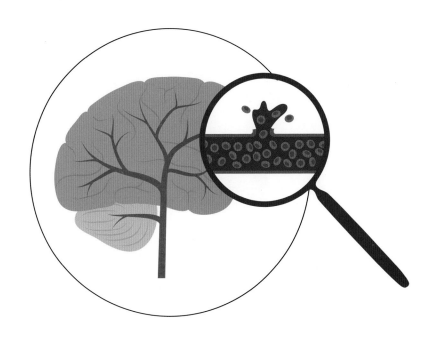

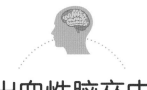

出血性脑卒中

出血性脑卒中，即"颅内出血"，也是通常人们口中的"脑出血"，多因高血压、脑内动脉瘤或脑血管畸形所致。虽然出血性脑卒中的发病率较缺血性脑卒中低，但是出血性脑卒中的致残率及致死率均要高于缺血性脑卒中。

如果将大脑组织比喻为田地，那么血管就是田地中的水渠，其作用就是将灌溉农田的水分运输到各个位置，使大脑的各个功能区都能得到充足的营养，从而发挥正常的功能。大脑每时每刻都需要从血液中获取氧气以保证其正常工作，血液供应一旦出现故障，脑细胞就会因缺少氧气引起脑组织受损，大脑也就"罢工"了。

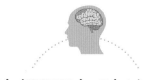

脑梗死与脑出血

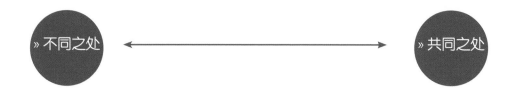

» 不同之处

» 共同之处

脑梗死就像是水渠堵塞导致相应的土地干涸；脑出血就像是水渠被冲击出豁口导致土地被淹。从本质上来说，不管是脑梗死还是脑出血，都会导致脑血管中的血液无法正常供应到相应的脑组织。但是，脑出血由于血管破裂出血还会导致周围脑组织的血肿压迫，这种压迫又会带来一系列问题，因此脑出血患者常常病情更重，预后更差。

脑梗死与脑出血都会导致神经功能缺损。神经功能缺损的症状就是神经受损后出现的相关症状和体征，具体症状主要包括以下几个方面。

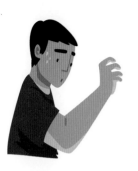

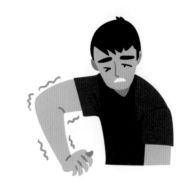

◎ 一侧肢体（伴或不伴面部）无力或麻木。

◎ 一侧面部麻木或口眼㖞斜。

◎ 说话不清或理解语言困难。

◎ 双眼向一侧凝视。

◎ 一侧或双眼视力丧失或模糊。

◎ 眩晕伴呕吐。

◎ 既往少见的严重头痛、呕吐。

◎ 意识障碍或抽搐。

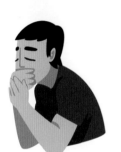

当身边人出现以上症状时，应当尽快拨打"120"。这些异常表现通常为急性（以小时来计）或者急骤性（以秒或分钟来计）出现。形象一点儿来说，患者可能前一秒还能正常说话或者行走，下一秒就言语不清、手脚不能活动，甚至昏迷（尤其在患者情绪激动的时候）；也有的患者睡一觉醒来就不能说话、不会动了，甚至昏迷不醒。

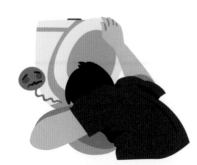

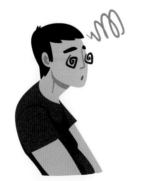

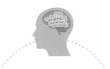

脑卒中如此可怕，其病因有哪些

导致脑卒中的原因有很多，血管壁病变、心脏疾病，以及血流动力学的异常等都会导致脑卒中。

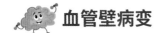 **血管壁病变**

动脉硬化、动脉炎、先天性血管疾病（动脉瘤、血管畸形狭窄）都属于血管壁病变。

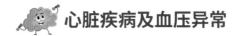 **心脏疾病及血压异常**

心脏疾病包括各种类型的心律失常、风湿性心脏病、心肌病、房颤等；血压异常包括高血压、低血压、血压急骤波动。

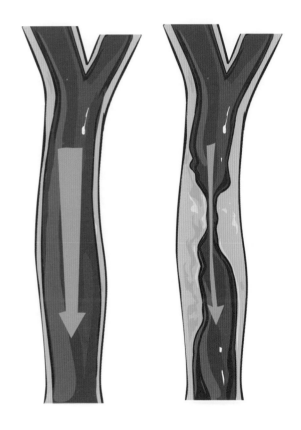

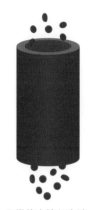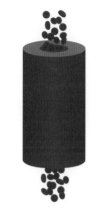

正常的血管与血液　　　　高血压时的血管与血液

 血液成分异常

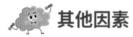 **其他因素**

血液成分异常可表现为血液凝固性增加、凝血机制异常。

脂肪、癌细胞、寄生虫等形成栓子阻塞脑血管，或者脑血管遭受外伤都可引起脑卒中。

2 第二节 脑卒中的流行病学

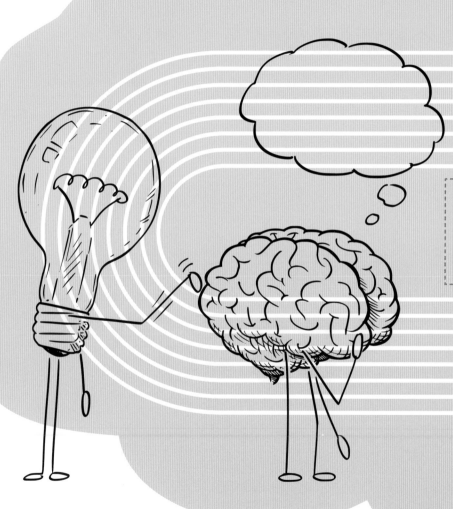

为什么大家听到脑卒中就胆战心惊？脑卒中到底有多可怕？我们接下来给大家讲一讲脑卒中的流行病学数据。

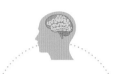

"6" 是一个特殊的数字

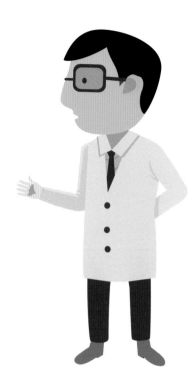

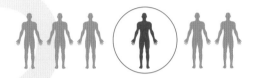

全世界每6个人中就有1个人患脑卒中。

00:06

每6秒钟就有1个人死于脑卒中。

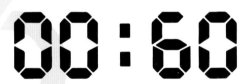

每6分钟就有1个人因脑卒中而永久残疾。

脑卒中是危害人类健康的头号杀手，给患者和其家庭都带来了沉重的打击。

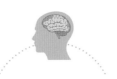

脑卒中在我国的恶行

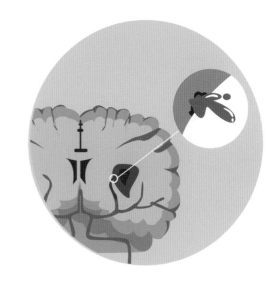

高致残率

高致死率

高复发率

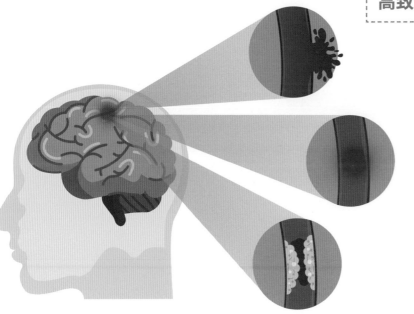

在我国，脑卒中是危害中老年人身体健康和生命的主要疾病之一，是一种"三高"疾病，即高致残率、高致死率和高复发率的疾病。在过去几十年里，随着我国社会经济的高速发展，居民生活方式、饮食结构的改变以及人口老龄化进程的加快等，脑卒中危险因素逐渐增加，导致脑卒中发病率不断攀升，脑卒中已成为导致我国成年人死亡、残疾的首位病因。

在我国，脑卒中在农村的发病率、患病率及病死率均高于城市。在地域分布上，脑卒中发病率表现为"北高南低""东高西低"的特点，即北方地区的发病率、致残率及病死率均高于南方地区，东部地区高于西部地区，其中以东北地区和中部地区最为严重。

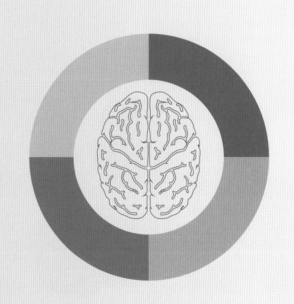

平均发病年龄 **66**岁

在我国，脑卒中的平均发病年龄66岁，其中，1/5的患者不满45岁。近年来，脑卒中发病逐渐年轻化，可能与居民不良生活方式（缺乏运动、吸烟、熬夜等）、不健康饮食（高糖、高脂、高盐饮食等）相关。因此，**人们要走出"只有老年人才会得脑卒中"的误区。**此外，虽然脑卒中的发病不分性别，但整体上男性发病率高于女性。

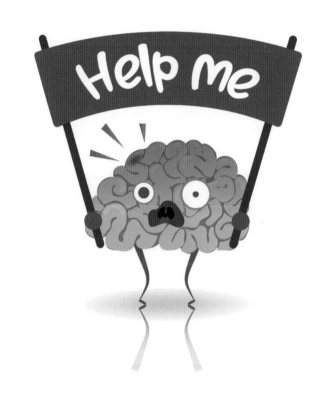

3

第三节　脑卒中的分类

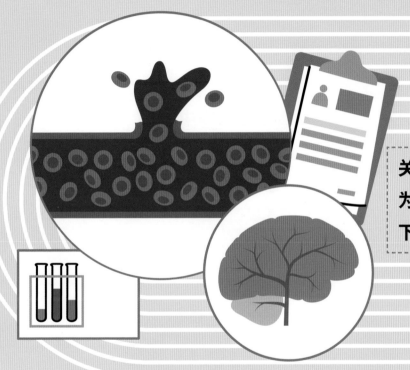

关于脑卒中的分类，我们在第一节已经为大家简单地梳理了一些基本概念，接下来我们为大家详细讲述。

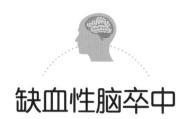

缺血性脑卒中

脑卒中分为缺血性脑卒中和出血性脑卒中。缺血性脑卒中是最常见的脑卒中类型，占所有脑卒中的83%。

缺血性脑卒中的发生主要是因为血管阻塞导致脑组织缺血梗死，主要包括短暂性脑缺血发作（transient ischemic attack，TIA）和脑梗死两种类型。

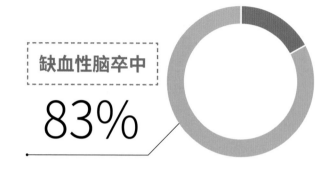

缺血性脑卒中

83%

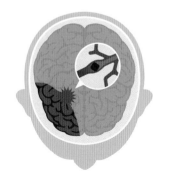
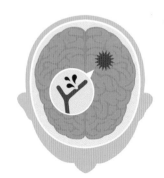
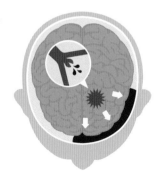

短暂性脑缺血发作（TIA）

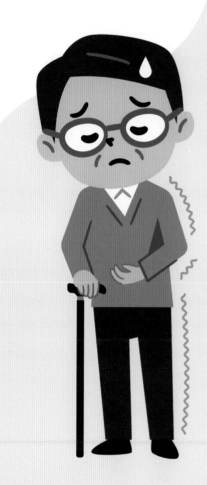

　　TIA也称"小中风"，是由于局部脑缺血导致的短暂性神经功能缺损。TIA发作时的症状与发病部位有关，主要表现为一侧肢体或单手、腿无力或麻木，讲话不清，眩晕等，常反复发作，持续时间数秒钟、数分钟或数小时不等，最长不会超过24小时。因为这些症状能够自行消失，很多患者认为不是什么大事，也没有就医。但事实上，有约1/3的TIA患者容易发展为脑梗死。临床上常用ABCD3评分量表对TIA发展为脑卒中的风险进行评分，分数越高发展为脑卒中的风险也就越高。因此，如果出现TIA的相关症状，尤其是合并有高血压、糖尿病等基础疾病的高龄（60岁以上）患者，需要立即前往医院接受进一步检查和评估，以免病情发展为脑梗死，造成不可挽回的损失。

　　从严格意义上讲，TIA并不是脑卒中，它只是脑卒中发生的一个先兆或重要信号，但由于其与脑卒中关系密切，我们也不能掉以轻心。

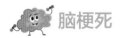 脑梗死

脑梗死是指由各种原因导致脑血管血流受阻，相应脑组织缺血坏死，从而出现相应神经功能缺损的一类临床综合征。通俗来讲，如果血管是水渠，脑组织是田地，那脑梗死就是水渠被堵住了，水渠负责灌溉的庄稼都被旱死了。脑组织死亡后，它所支配的神经功能缺失，会出现肢体瘫痪、麻木，言语不清等症状。

根据病因，脑梗死又分为3种不同的类型：脑血栓形成、脑栓塞、血流动力学机制所致的脑梗死。

脑血栓形成是血管本身就存在狭窄等病变，在这个基础上形成血栓导致了脑梗死，最常见于有高血压、糖尿病等基础疾病的患者，这些基础疾病常会导致大血管粥样硬化，经年累月，斑块形成甚至破裂、脱落后将血管堵塞。

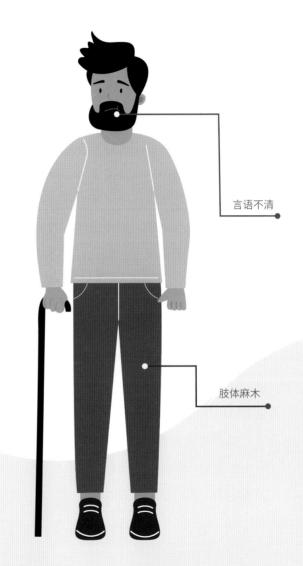

言语不清

肢体麻木

脑栓塞是指血管本身没有病变，但是其他地方的栓子跑过来阻塞了脑血管，最常见于房颤等心脏疾病患者。

血流动力学机制所致的脑梗死是由于近端血管的狭窄、血压的降低导致脑灌注血量减少从而出现的脑组织缺血性坏死。有基础疾病的老年患者在大量出汗、腹泻后很容易出现这种类型的脑梗死。

我们发现**"脑梗死""脑血栓""脑栓塞"是3个不同的概念**，脑血管本身形成血栓叫"脑血栓"，外来的栓子随血流流入脑血管造成脑血管堵塞叫作"脑栓塞"。不论是脑血栓，还是脑栓塞，最终都会导致脑血管的阻塞，造成相应的大脑组织的坏死，这种结果我们称之为"脑梗死"。

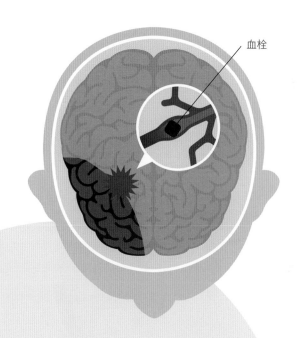

血栓

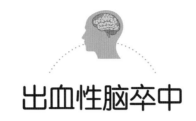

出血性脑卒中

出血性脑卒中主要是由于脑部血管破裂出血导致的脑功能缺损，主要包括蛛网膜下腔出血（SAH）及脑出血（ICH）。

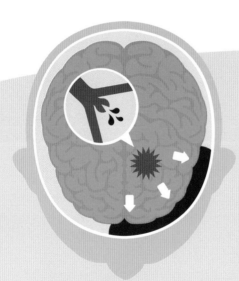

蛛网膜下腔出血

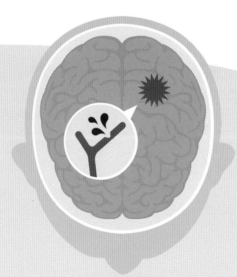

脑出血

蛛网膜下腔出血

蛛网膜下腔出血主要是由于脑底或脑表面血管病变破裂出血，血液流入蛛网膜下腔导致的。蛛网膜下腔出血又分为外伤性与自发性两种情况。自发性蛛网膜下腔出血又分为原发性和继发性两种类型。

原发性蛛网膜下腔出血，为脑底或脑表面血管病变（如先天性动脉瘤），脑血管畸形，以及高血压、脑动脉硬化所致的微动脉瘤等破裂导致血液流入蛛网膜下腔的情况。原发性蛛网膜下腔出血占急性脑卒中的10%左右。

继发性蛛网膜下腔出血为脑内血肿，血液穿破脑组织流入蛛网膜下腔。

不论哪种类型的蛛网膜下腔出血，最主要的表现为剧烈的头痛，有些人用"一生中最痛的痛"来形容蛛网膜下腔出血导致的头痛。如果出血量大或者出血部位很关键，患者往往会陷入昏迷，甚至有生命危险。

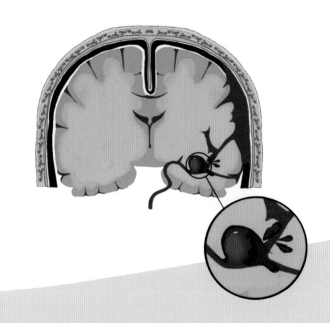

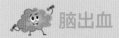 脑出血

脑实质内的动脉发生病变、破裂出血所导致的肢体瘫痪、麻木等属于脑出血，主要由脑内细小动脉在长期高血压作用下发生慢性病变、破裂所致。**脑内的动脉有个特点——缺少普通血管的弹力层。**长期高血压可使脑内细小动脉发生病变，甚至形成微动脉瘤或夹层动脉瘤，在此基础上如果血压骤然升高就易导致血管破裂出血。最常见的脑出血发生在基底核的壳核及内囊区，约占脑出血的70%，脑叶、脑干及小脑出血各占10%。核出血常侵入内囊，如出血量大，也可破入侧脑室，使血液充满脑室系统和蛛网膜下腔。

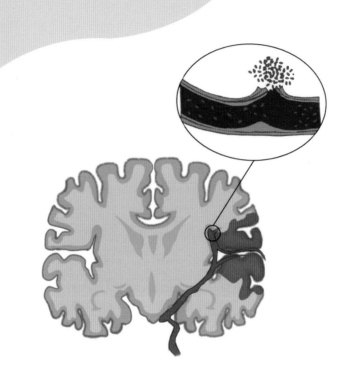

各种卒中的临床特点及辅助检查图像

疾病	临床特点	辅助检查图像
TIA	突然发生意识丧失、偏瘫、偏身麻木等表现，24小时内完全恢复且不留任何后遗症	一般无明显影像学异常，或者有脑血管狭窄、多发脑白质脱髓鞘等表现
脑血栓形成	安静瘫，即在安静时或睡眠中，突发偏瘫表现	脑血管动脉硬化引起的急性脑梗死（头颅核磁共振弥散成像侧脑室旁高信号为病灶）
脑栓塞	活动瘫，即在活动中突发偏瘫表现，且伴有心脏相关疾病	房颤导致的大面积脑梗死（头颅CT显示左侧大脑中动脉供血区广泛低密度为病灶）
脑出血	高血压病史，突发头痛、偏瘫表现，CT可见基底节区高密度影	高血压导致的丘脑出血（头颅CT显示左侧丘脑高信号区为病灶）
蛛网膜下腔出血	剧烈头痛，典型脑膜刺激征，一般无偏瘫，CT脑池、脑沟高密度影	动脉瘤导致的蛛网膜下腔出血（头颅CT显示右侧脑沟内高信号提示出血）

4

第四节　导致脑卒中的危险因素

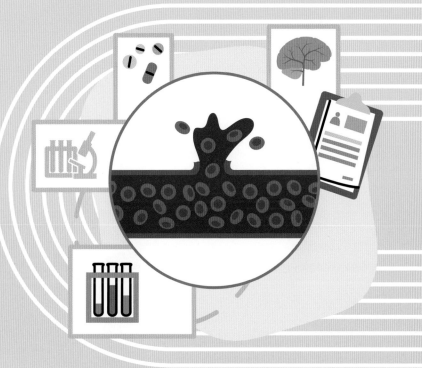

脑卒中如此危险，是否可防可治？答案是肯定的。

脑卒中的危险因素分为可调控的因素、可消除的因素及不可改变的因素。

可调控的因素

　　脑卒中可调控的因素包括高血压、心脏病、糖尿病、高脂血症、无症状性颈动脉粥样硬化等。这些因素虽然无法彻底消除，但通过规范治疗可将病情控制在可以接受的范围内。

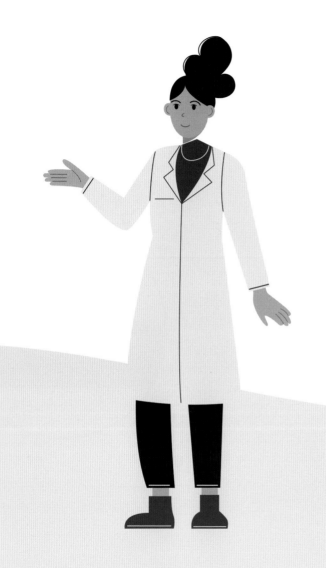

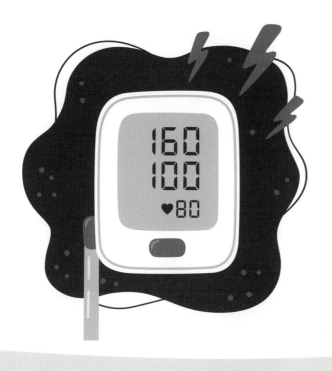

🧠💪 高血压

《中国高血压防治指南》（2023年修订版）对高血压的定义是在未使用降压药的情况下，有3次诊室血压值均高于正常值，即诊室收缩压（俗称高压）≥140mmHg和/或舒张压（俗称低压）≥90mmHg，而且这3次血压测量均不在同一天内。而在2022年11月颁布的《中国高血压临床实践指南》中，我国成人高血压诊断界值下调为收缩压≥130mmHg和/或舒张压≥80mmHg。

若被诊断为高血压，患者除了需要每天口服降压药物，还需要监测血压（家中最好自备臂式血压计），努力将血压控制在140/90mmHg以下。如果能控制在130/80mmHg以下更好，但个别情况除外，例如脑血管狭窄、肾功能不全、高龄等，需要医生评估。如果血压控制不佳，要及时寻求心脏内科医生的帮助，调整降压药物的使用，达到调控血压的目的。

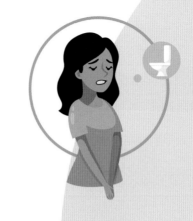

糖尿病

关于糖尿病的诊断标准，我国目前采用国际上通用的WHO糖尿病专家委员会（1999）提出的诊断标准：

- 糖尿病症状加随机血糖≥11.1mmol/L。
- 空腹血糖≥7.0mmol/L。
- OGTT2小时血糖≥11.1mmol/L。

上述3项满足任一项可以诊断。**注意：若无典型"三多一少"症状，须再测1次予以证实，诊断才能成立。**

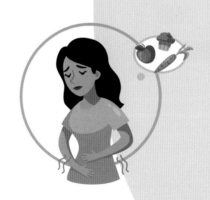

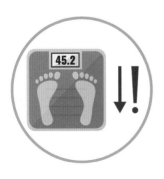

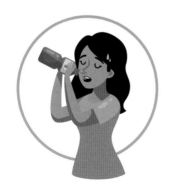

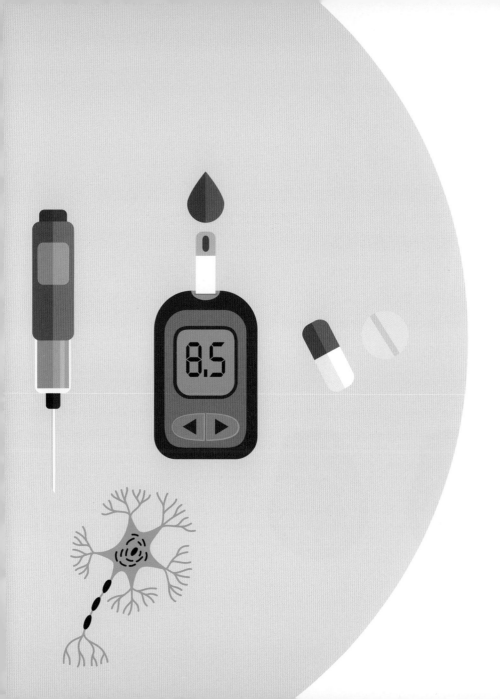

　　一旦在正规医院被诊断为糖尿病，患者除了遵医嘱每天按时服用降糖药物和/或注射胰岛素，以及严格遵循糖尿病饮食原则以外，还需要定期检测血糖。血糖的控制标准为空腹血糖控制在6～7mmol/L，餐后2小时血糖控制在8～10mmol/L。如果血糖控制不佳，须及时咨询内分泌科医生调整降糖治疗方案。

　　试想一下，血管长期处于高糖环境中就相当于血管中流淌的是"糖水""毒水"，血管内皮更容易受损。受损的血管内皮上血小板容易凝集，形成血栓。糖尿病患者，尤其是血糖控制不佳的患者，更容易患血管性疾病，如动脉粥样硬化、心肌梗死、脑卒中等，这些都是糖尿病后期常见的并发症。**需要注意的是，糖尿病患者容易反复发作脑卒中，且每次发作的病情会较上一次更重，预后往往较差。**

高脂血症

高脂血症通常根据血脂检查指标的水平分为4类：高胆固醇血症、高甘油三酯血症、混合型高脂血症和高低密度脂蛋白胆固醇血症。

◎ 高胆固醇血症：主要是血液中胆固醇水平升高，其他血脂指标正常。

◎ 高甘油三酯血症：主要表现为甘油三酯水平升高，其他血脂指标均正常。

◎ 混合型高脂血症：血清总胆固醇和甘油三酯水平均升高。

◎ 高低密度脂蛋白胆固醇血症：低密度脂蛋白胆固醇水平升高。

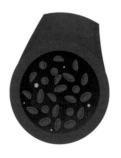
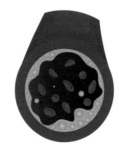
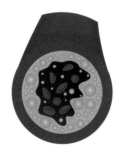

高脂血症的治疗应以血脂异常的危险分层为基础，以控制饮食、增加运动等非药物治疗为主，并根据血脂异常的类型和治疗目的选择合适的血脂药物。如果是单纯甘油三酯水平增高，只需要控制饮食结合适当运动，并定期复查血脂；如果通过饮食控制和运动，甘油三酯水平仍旧高得离谱，须进一步做基因检测，判断是否为遗传性高甘油三酯血症。如果患者合并严重肥胖，医生可建议患者选择适合自身情况的减肥手术进行治疗。

高脂血症患者应注意：

◉ 避免减少用餐次数。禁食时间越长，体内脂肪积聚的可能性越大，越容易形成高脂血症。

◉ 避免晚餐吃得太晚，否则可能会导致消化不良，促进胆固醇在动脉壁上的沉积，并促进动脉硬化的发生。

◉ 避免晚餐过量。因为在晚上，人体的基本代谢率相对较低，食物不容易消化和吸收。同时，夜间的活动和消耗也较少，如果吃得太多，多余的能量会转化成脂肪储存起来，导致高脂血症。

◉ 不要盲目节食。长期节食可能导致甘油三酯合成减少，从长远来看，这可能导致严重的营养不良。

◉ 注意改善生活方式，如戒烟和限制饮酒，尤其是烈性酒。

◉ 适当增加体育锻炼，释放心理压力，消除精神紧张，有助于恢复正常的脂质代谢。

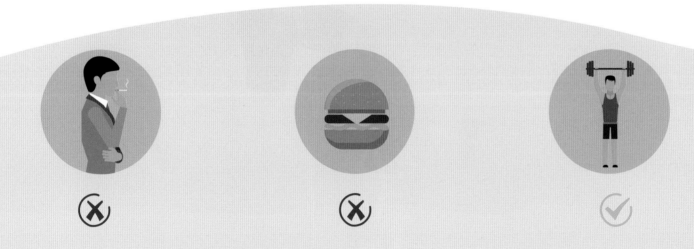

颈动脉粥样硬化

颈部血管超声是针对40岁以上人群的常规体检项目。那么，为什么40岁以上的人群在体检的时候要做这项检查？这是因为**颈动脉是全身动脉粥样硬化的多发部位，颈部动脉发生粥样硬化是全身动脉发生粥样硬化的重要信号**。在我国，约1/3的成年人有不同程度的颈动脉斑块。而颈动脉斑块通过超声检查就能发现，同时还可以根据超声声像评估斑块的性质。

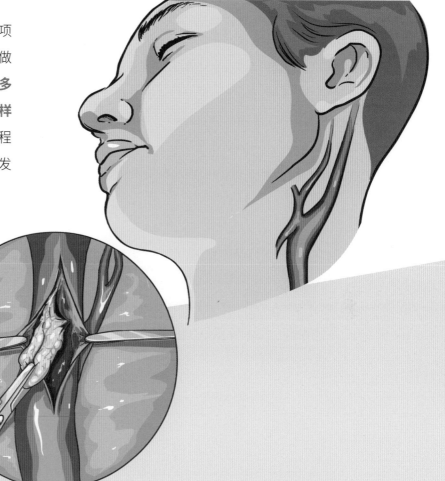

» 动脉粥样硬化

目前，动脉粥样硬化的发生机制尚不十分明确。除了吸烟、肥胖、酗酒等危险因素会造成血管损伤，导致动脉粥样硬化的发生外，即使没有任何危险因素，我们的血管也会因为时间的流逝而自然老化，本来充满弹性的血管会因为衰老而逐渐变硬、失去弹性。如同长期使用的水管会沉积水垢一样，血管的管壁也会附着类似水垢一样的斑块，这就是动脉粥样硬化。颈动脉粥样硬化是缺血性脑卒中的重要危险因素，会使老年人患脑梗死风险大大增加。所以，一旦发现颈动脉粥样硬化性改变，一定要重视。**尽早发现、规范治疗颈动脉粥样硬化对预防心脑血管疾病有着极其重要的意义。**

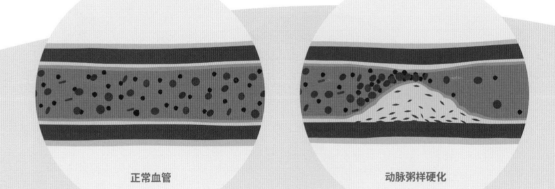

正常血管　　　　　　　　　　　　动脉粥样硬化

» 斑块的诞生

导致动脉斑块形成的危险因素包括：高脂血症、高血压、高同型半胱氨酸血症、高尿酸血症、吸烟、代谢综合征、糖尿病等。

血管发生动脉粥样硬化时不一定存在斑块，但只要发现动脉斑块，就意味着动脉粥样硬化已经发生了。因此，动脉粥样硬化是发生脑卒中的一个重要危险因素，一旦发现一定要予以重视。

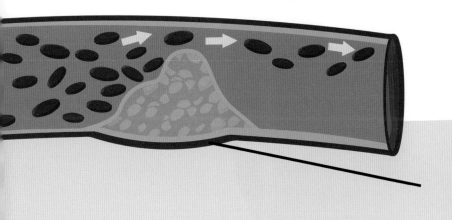

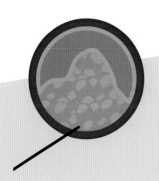

动脉斑块

» 斑块不简单

根据斑块的稳定性，颈动脉斑块可分为易损斑块和非易损斑块。

如果将动脉血管比作小河，那么动脉斑块就是小河里的石子和泥沙。非易损斑块（稳定斑块）就像小河里的石子，它们一般不会被河水冲向远方，但如果这类石子沉积太多就会阻塞河道，影响水流；而易损斑块（不稳定斑块）则像泥沙，容易发生泥沙随波漂流而堵塞远处河道的风险。

易损斑块，从名称上也很容易理解，它们不稳定、容易脱落。这类斑块破裂或脱落后，沿着颈动脉流向大脑动脉血管，造成远端血管的堵塞，急性脑梗死就这样悄无声息地发生了。这类斑块在超声检查时常常以"低回声斑块"或"无回声斑块"的样貌现身。

而非易损斑块相较于易损斑块则更为稳定、不易脱落，日常活动或运动基本不会造成它们的脱落。非易损斑块在超声检查中往往显示为"强回声"。

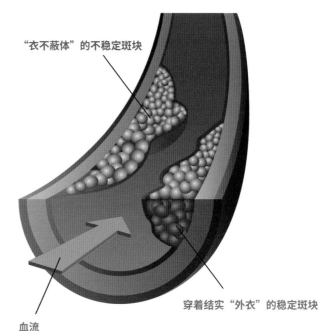

"衣不蔽体"的不稳定斑块

穿着结实"外衣"的稳定斑块

血流

易损斑块　　　　非易损斑块

非易损斑块不会随血流漂走，但是会导致血管狭窄：颈动脉狭窄程度＜50%的为轻度狭窄，狭窄程度为50%～69%的为中度狭窄，狭窄程度≥70%的为重度狭窄。狭窄越严重，脑血管的供血就越差，就越容易发生脑血管疾病。

　　简单来说，稳定斑块外常有完整的纤维结缔组织及血管内膜的包绕，因此具有稳定性，不易破裂或脱落；而不稳定斑块常常"衣不蔽体"，斑块内部的脂质等成分常裸露于血管内，于是斑块破裂、脱落的风险就增加了。一旦发生斑块破裂或脱落，斑块的内容物将"随波逐流"，堵塞远端较细的血管，导致脑卒中的发生。

　　然而，**动脉斑块的"狡猾"之处在于，这两种类型的斑块并非一成不变的，两者之间可以相互转化**。因此，我们不能因为超声提示斑块是非易损斑块就掉以轻心，而要坚持定期体检复查，观察斑块的变化。

　　了解了这些，今后我们在拿到颈动脉超声的报告单时，就能对颈动脉情况有一个大致的了解。

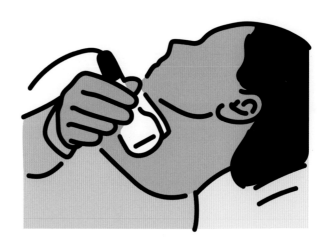

» 应对斑块的基本原则

当出现了颈动脉斑块，是否就意味着一定要进行治疗？

一般来讲，对于颈动脉斑块的处理遵循下述原则：

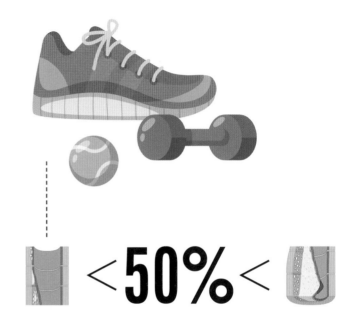

◉ 对于没有导致任何症状的非易损斑块，我们只需要控制高血压、糖尿病、高脂血症等基础危险因素即可，合理调整饮食及生活方式，无须进行药物治疗。

◉ 对于没有导致任何症状的易损斑块，我们需要在专业医生的指导下服用药物治疗。

◉ 对于颈部血管狭窄程度＜50%，但无危险因素的情况，保持健康的生活方式，每年定期体检复查即可。

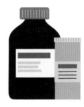

◉ 对于颈部血管狭窄程度＜50%，但有危险因素，或者狭窄程度＞50%的情况，需要在医生的指导下接受药物治疗，甚至进行手术治疗。

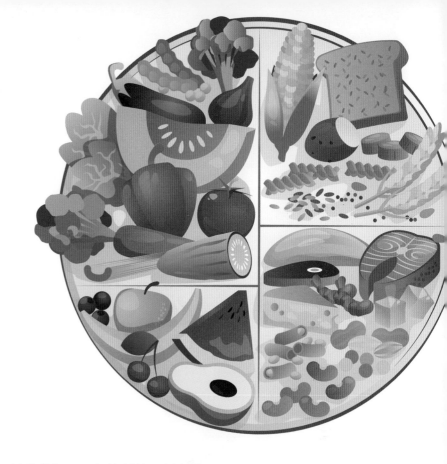

» 惩治斑块就这么办

按照上述原则，当出现颈动脉斑块时，就需要积极进行控制、干预及治疗。那么具体该怎么做呢？答案是调整生活方式、接受药物治疗或手术治疗。

◉ 首先是生活方式的调整。不论是否有动脉斑块，颈动脉的狭窄程度是否超过50%，我们都应当坚持健康的生活方式，这不但可以预防动脉斑块的发生，还可以有效控制和延缓动脉斑块的进展。生活方式的调整包括合理饮食、戒烟戒酒、坚持锻炼、规律作息、积极治疗基础疾病和定期体检等。

合理饮食

严格控制盐分、糖分及油脂的摄入，坚持低盐、低脂和低糖饮食；调整每餐的摄入量及各类营养物质的比例，增加粗粮的摄入；地中海饮食可以作为首选，多食用新鲜的蔬菜水果和五谷杂粮，增加橄榄油、鱼肉、坚果等不饱和脂肪酸的摄入；摄入充足的水分。

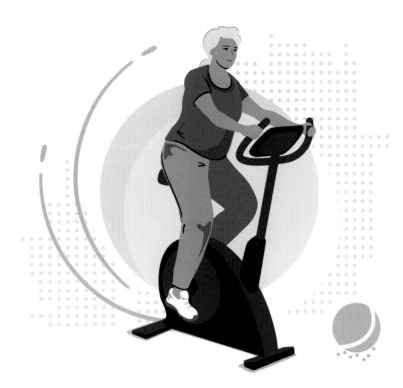

戒烟戒酒

烟、酒可促进动脉硬化的发生，尤其吸烟会使血管内皮损伤严重。

坚持锻炼

根据自己的情况进行适量的运动。运动如果超出自己的能力范围会给身体带来伤害；进行快走、慢跑、游泳、跳绳等简单易行的有氧运动，有助于增强心肺功能，改善血液循环及代谢状况。

规律作息

规律作息，避免熬夜。

积极治疗基础疾病

尤其是高血压、糖尿病、高脂血症等"三高"基础疾病患者应积极治疗，严格控制血压、血糖、血脂，规律监测，如有异常及时寻求医生的帮助。

定期体检

50岁以上，或合并有基础疾病的人群应每年至少进行一次包括颈动脉血管超声在内的全面体检，这有助于及时发现动脉斑块及颈动脉血管的狭窄情况，降低脑卒中发生的概率。

◉ 药物治疗：他汀类药物和抗血小板药物。

他汀类药物主要通过降低血脂中低密度脂蛋白胆固醇的水平，抑制斑块的生长。

抗血小板药物的作用主要是，当斑块破溃时，血小板聚集容易形成血栓，这时需要使用抗血小板药物预防血栓形成。如果颈动脉狭窄程度＞50%，或者狭窄程度＜50%，但是有高血压、糖尿病、高脂血症、心血管疾病病史等危险因素者，须在医生的指导下，决定是否使用抗血小板药物。抗血小板药物容易导致消化道出血、凝血功能异常及血小板减少等不良反应，如有该类疾病病史，须及时告知医生，有助于医生选择合适的抗血小板药物。

◉ 手术治疗：包括颈动脉内膜切除术和颈动脉支架成形术。

绝大部分颈动脉狭窄不需要手术治疗，只有狭窄严重到一定程度，影响大脑血流供应时，医生综合评估后，才能决定是否需要手术治疗。患者的年龄、血管狭窄的程度是医生确定是否手术及手术方式的重要因素。

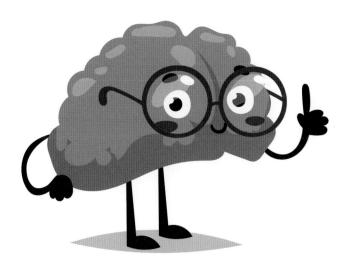

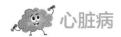 心脏病

心脏病会导致脑卒中的发生吗？"心源性脑卒中"这个名词已经告诉了我们答案。

所谓心源性脑卒中，就是来自心脏的血栓栓子随血液循环，沿着动脉流动而导致脑动脉栓塞。常见的心脏疾病有房颤、心肌梗死、心脏瓣膜病等，其中最为常见的就是房颤。没有经过治疗的房颤首次发生卒中的风险为5%，单纯性房颤患者每年卒中的发病率随年龄增长逐渐上升。如果合并高血压和糖尿病则发病率上升到8%～9%，曾经有过脑卒中病史或发生过TIA的患者发病率更高。房颤患者终生的脑卒中发病风险高达30%。

那么房颤究竟是如何导致脑卒中的发生呢？房颤患者的心房不能像健康心脏一样形成规律整齐的收缩，心房内的血流，尤其是左心耳这个部位的血流容易凝结成块，形成血栓栓子。如果左心耳处的栓子脱落，就会随心脏泵出的血液经颈动脉流向脑血管，将远处的脑动脉堵塞，从而发生缺血性脑卒中。在导致缺血性脑卒中的因素中，有20%左右的病因是心源性的，其中房颤是心源性脑卒中的主要原因，约占15%。打个比方，房颤患者的心房内会形成一颗随时都可能发射的子弹，射向自己的大脑。

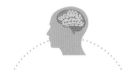

可以消除的危险因素

我们将不良饮食习惯、大量饮酒、吸烟、熬夜等生活方式称之为可以消除的危险因素，也就是说通过努力，完全可以消除这些危险因素。

如今我们的生活节奏越来越快，生活压力也越来越大，加班、应酬、熬夜几乎成为常态。这些不健康的生活方式又与脑卒中有着怎样的关系呢？

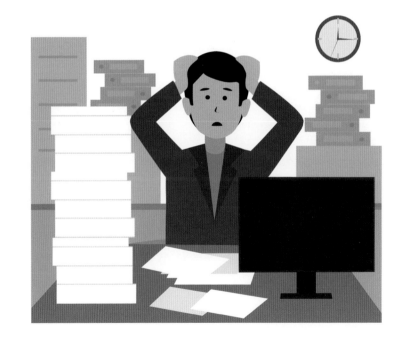

不良饮食习惯

脑卒中的发生与饮食习惯相关。不健康、不合理的饮食会增加卒中发生的概率，健康的饮食则能降低发生卒中的风险。**不健康的饮食模式主要有高盐饮食、高糖饮食、高脂饮食。**

高盐饮食容易导致高血压，高糖饮食容易导致糖尿病，高脂饮食容易导致高脂血症，这"三高"是诱发动脉硬化的罪魁祸首。有资料显示，水果和蔬菜摄入量比较大的人群发生脑卒中的概率低于水果蔬菜摄入量比较少的人群。因此，我们提倡饮食种类多样化，在营养和能量均衡的情况下，选择低盐饮食（盐分的摄入量＜6g/d）、低脂（饱和脂肪酸及胆固醇含量较少）饮食。

本身偏爱浓郁口味的人群要注意严格控制盐分的摄入，不仅是烹调中食盐的使用量，还要注意含盐调味品、咸菜、腊肉等的摄入量。而有的人本身吃得就较清淡，如果还过分强调低盐饮食，就容易导致盐分摄入不足，这也会诱发其他问题。因此，**低盐饮食也要注意适度。**

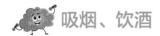 吸烟、饮酒

吸烟会产生两种主要有毒成分。

一氧化碳	尼古丁
一氧化碳会使动脉内皮细胞肌球蛋白收缩，使脂蛋白沉积于血管壁上，促进动脉硬化。	尼古丁有收缩血管的作用，可使血浆中的肾上腺素含量增加，使心跳加速、血压升高，导致动脉硬化性改变。烟瘾大、吸烟史长的"资深烟民"发生脑卒中的概率比不吸烟的人高2.5倍。

◎ 酒精会使人心跳加快、血压升高，长期大量饮酒会让人智力减退、胆固醇升高、血管发生硬化性改变。

◎ 酗酒会引起心律失常，如心房纤颤，易导致脑栓塞。

◎ 饮酒使血液黏度增高、血流缓慢。

◎ 酒精可刺激血管平滑肌使脑血管痉挛，产生脑缺血。

长期、大量饮酒的人，特别是偏爱高度酒的人，发生脑卒中的可能性要比不饮酒者高1倍。

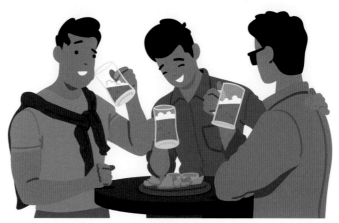

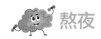 熬夜

　　长期熬夜影响交感神经，这跟脑卒中也有一定关系。熬夜是高血压的危险因素之一，长期熬夜会增加动脉粥样硬化的风险，而动脉粥样硬化易诱发脑卒中。因此，要避免熬夜和过度劳累，特别是不要熬夜玩游戏、打麻将等。要保持良好的作息习惯，如果有特殊情况不得不晚睡，那么第二天一定要比平时早睡，也可以利用午休（30分钟以内）适当补回。需要注意的是，脑血管畸形或脑动脉瘤在没有破裂出血时患者常常没有任何症状，与正常人没有任何区别，但压力、疲劳、熬夜等都会诱发畸形血管或动脉瘤破裂出血，导致脑卒中。

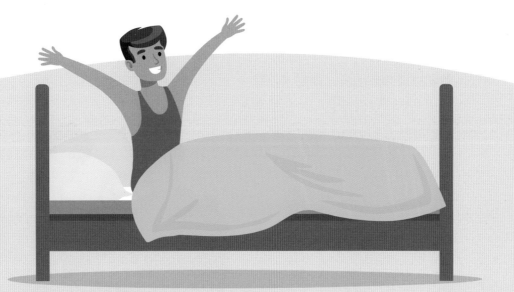

肥胖和超重

肥胖和超重同样属于脑卒中高危因素中可以改变的因素。因为每个人的身高不同，我们不能仅仅用体重来判断一个人是不是肥胖。就像同样是80kg的体重，对于身高160cm的人来说就是肥胖，但对于身高180cm的人来说这个体重很标准。那么该用什么方法来判断自己是否存在超重的情况呢？这里要介绍一个概念——BMI（体质指数）。

$$BMI（kg/m^2）＝体重（kg）/身高^2（m^2）$$

大家可以计算自己的BMI指数，明确身体的状态，并努力将自己的体重控制在健康的范围内。

◉ BMI在18.5～23.9kg/m²范围内：健康。

◉ BMI在24.0kg～27.9kg/m²范围内：超重。

◉ BMI≥28.0kg/m²：肥胖。

如果BMI≥30.0kg/m²，发生缺血性脑卒中的风险就会增加，但该因素与出血性脑卒中的关系并不明确。

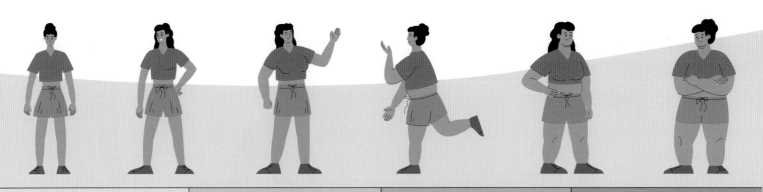

偏瘦 BMI < 18.5 kg/m²	正常 18.5~23.9 kg/m²	超重 24.0~27.9 kg/m²	肥胖 BMI ≥ 28.0kg/m²

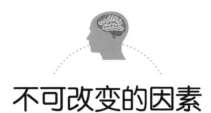

不可改变的因素

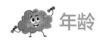 年龄

年龄与脑卒中发病率呈正相关。55岁以后，年龄每增加10岁，脑卒中发病率增加1倍以上。随着年龄的增长，动脉粥样硬化逐渐加重（动脉内膜增厚、血管狭窄程度加剧），血压容易升高，代谢性疾病，如高脂血症、糖尿病、高尿酸血症等接踵而至。

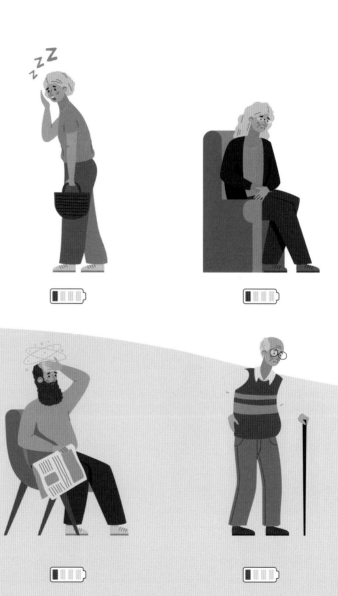

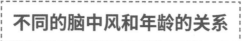

不同的脑中风和年龄的关系

原发性脑出血多见于50岁以上患者，因为原发性脑出血主要与高血压、动脉粥样硬化有关。

蛛网膜下腔出血则可发生于任何年龄且以年轻人多见。蛛网膜下腔出血与先天性脑动脉瘤及畸形血管破裂有关。

动脉粥样硬化导致的血栓形成性脑梗死多见于老年人。

脑栓塞发病年龄因原发病的不同而不同，如因患风湿性瓣膜病而导致的脑栓塞以青、中年女性为多；因动脉粥样硬化、冠心病或心肌梗死而导致的脑栓塞则以老年人为多。

高血压和动脉粥样硬化的老年患者，当血压波动、血容量突然减少时（如大量出汗，以及手术出血、感染性休克、严重腹泻等）容易因血压过低发生脑梗死。

短暂性脑缺血发作（TIA）的发生随着年龄的增长而上升，且短暂性脑缺血发作与脑梗死的相关性最为显著。

性别

在30岁以下的人群中，女性患脑卒中或TIA的风险高于男性；在40～80岁人群中，与男性相比，女性患脑卒中或TIA的风险相对较低；而在80岁以上的人群中，脑卒中和TIA的发生风险在性别上没有显著差异。

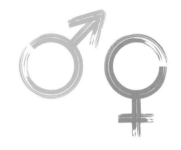

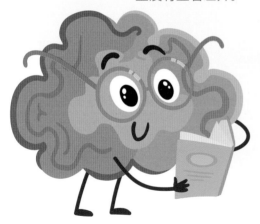

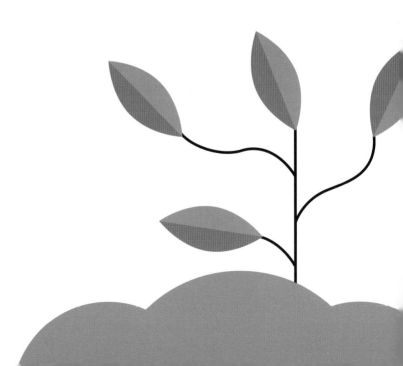

家族遗传史

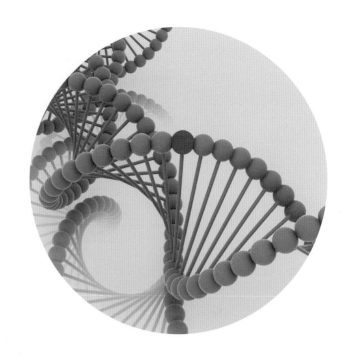

"脑卒中是否会遗传给下一代？"这是大家极为关心的问题。脑卒中具有遗传性，而且遗传因素是导致脑卒中发生的一个独立危险因素。所以，如果家族中有人患脑卒中，家族成员患脑卒中的可能性就会升高，但这并不意味着脑卒中一定会发生。脑卒中的发生是多种因素综合作用的结果，遗传仅仅是其中一个方面。有脑卒中家族史的人需要更加关注自己的身体状况，养成良好的生活习惯，避免"三高"或者积极控制血压、血糖、血脂等，就完全有希望远离脑卒中。

> **想要预防脑卒中，就要控制好可调控的因素，改变可改变的因素。**

5

第五节　脑卒中的一级预防与二级预防

关于脑卒中我们已经进行了一定篇幅的介绍，接下来大家可能会问：脑卒中能不能预防？脑卒中该如何预防？本节我们要讲述的就是脑卒中的预防知识。这与上一节所说的脑卒中的危险因素联系紧密，大家可以参照着看。

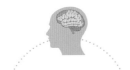

脑卒中能不能预防

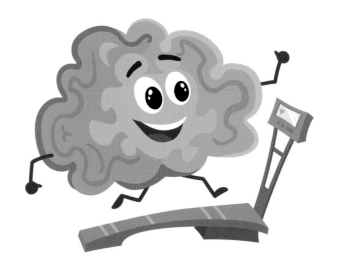

对于这个问题我们或许无法给出一个十分肯定的答案，即一定能够预防或者一定不能够预防。大家已经知道脑卒中是一个多种因素综合作用的结果，且每个人的身体状况不同、家族遗传情况不同。因此，并不能单一用某一个方法就可以预防所有类型的脑卒中。但根据各项危险因素，我们可以将人们划分为不同风险等级，然后有针对性地对危险因素进行筛查，从而制订个体化的预防方案，做到有效降低脑卒中的发病率或者复发率。

脑卒中的一级预防和二级预防是减少脑卒中发病以及复发的关键。

所谓预防，就是对脑卒中的危险因素进行适当干预，从而防止脑卒中的发生。

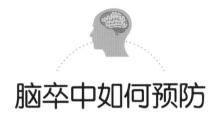

脑卒中如何预防

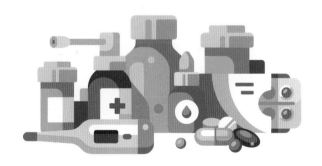 脑卒中的一级预防

脑卒中的一级预防是指脑卒中发生前对脑卒中的危险因素予以积极控制，包括生活习惯调整和药物控制。

» **生活习惯调整**

⬤ 调整饮食习惯，避免高盐、高油脂、高嘌呤的食物。

⬤ 戒烟限酒。

⬤ 早睡早起，保证充足的睡眠。

⬤ 加强锻炼，增强体质，控制体重。

» **药物控制**

药物控制指通过接受药物治疗对基础疾病进行干预，如对高血压、糖尿病、血脂异常，以及房颤等的药物干预。其中，高血压、糖尿病等是慢性疾病，患者不仅需要每天按时服药，还需要监测血压、血糖。

» 血压

35 岁以上者每年应至少测量血压 1 次；有高血压、脑卒中家族史的人群应增加血压测量次数；高血压患者应每月测量 1 次血压，以调整服药剂量。推荐家庭自测血压。

血压水平分级

分类	收缩压 /mmHg	舒张压 /mmHg
正常血压	< 120	< 80
正常高值	120 ～ 139	80 ～ 89
高血压	≥ 140	≥ 90
1 级高血压（轻度）	140 ～ 159	90 ～ 99
2 级高血压（中度）	160 ～ 179	100 ～ 109
3 级高血压（重度）	≥ 180	≥ 110
单纯收缩期高血压	≥ 140	< 90

注：如果收缩压和舒张压级别不同，则以较高的分级为准。

对于血压水平高或已有原发性高血压的人群，包括需要降压治疗的人群，推荐在药物治疗的基础上增加非药物性治疗。非药物治疗包括减轻体重、改善饮食结构、减少钠摄入、补充饮食中钾摄入、在专业人员的指导下增加体育锻炼，以及戒烟限酒。

对于10年心血管疾病风险≥10%，且平均收缩压≥130mmHg或平均舒张压≥80mmHg的人群，推荐应用抗高血压药物治疗；对于10年心血管疾病风险＜10%，且平均收缩压≥140mmHg或平均舒张压≥90mmHg的人群，推荐应用抗高血压药物治疗。

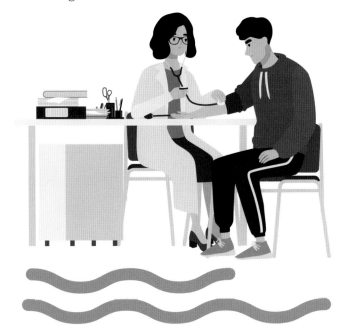

» 血糖

糖尿病高危人群建议尽早进行糖尿病筛查；无糖尿病危险因素的人群建议在年龄≥40岁时开始筛查。对于首次血糖筛查结果正常者，建议每3年至少重复筛查1次。有脑卒中危险因素的人群应定期检测血糖，包括测定糖化血红蛋白（glycosylated hemoglobin，HbA1c）和进行口服葡萄糖耐量试验，尽早识别糖尿病和糖尿病前期。

糖耐量减低（impaired glucose tolerance，IGT）的患者应当进行生活方式干预，适当控制体重；同时每周至少进行中等强度的运动（如健步走、慢跑、游泳等）150分钟。

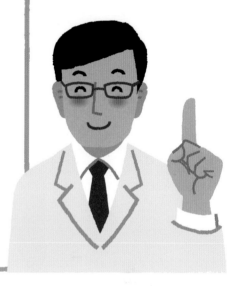

血糖控制应做到控制目标个体化，推荐控制目标为空腹血糖4.4～7.0mmol/L，餐后血糖＜10.0mmol/L。

糖尿病患者血糖控制应采取包括改进生活方式、营养治疗、运动治疗、药物治疗等在内的综合治疗。首先应改变糖尿病患者的生活方式，均衡饮食、加强体育锻炼。如果单纯改变生活方式不能使血糖达标，应开始单药治疗。

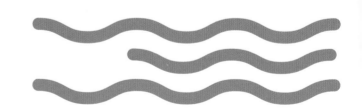

» 血脂

20岁以上的成年人至少每5年测量1次空腹血脂，包括总胆固醇（total cholesterol，TC）、低密度脂蛋白胆固醇（low density lipoprotein cholesterol，HDL-C）、高密度脂蛋白胆固醇（high density lipoprotein cholesterol，HDL-C）和甘油三酯（triglyceride，TG）测定。40岁以上男性和绝经期后女性应每年进行血脂检查，并评估10年动脉粥样硬化性心血管病（atherosclerotic cardiovascular disease，ASCVD）风险。对于缺血性心血管病及缺血性脑卒中的高危人群，则应每3～6个月测定1次血脂。因缺血性心血管病住院治疗的患者，应在入院时或入院24小时内检测血脂。

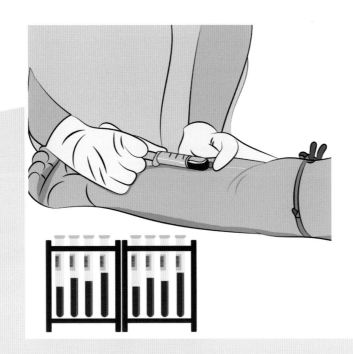

» 动脉粥样斑块

　　如果体检发现动脉粥样斑块，经专科医师评估后需要药物治疗的，必须遵医嘱规律服用抗血小板或他汀类药物，并每年复查评估其变化。一般情况下，稳定性斑块不影响正常的工作和生活，但如果血管超声提示不稳定斑块或血管狭窄程度超过70%，一定予以高度重视。除规律用药外，一旦发现有卒中的预警信号，如一侧肢体麻木无力、口眼㖞斜、言语不利等，应尽快就医，完善头颅检查，尽早接受治疗。

» 心源性危险因素

　　如果存在房颤等心脏基础疾病或植入人工瓣膜的患者，必须定期复查，规律服用抗凝药物。

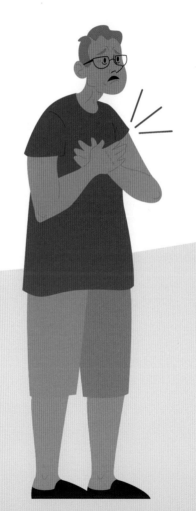

🧠 脑卒中的二级预防

脑卒中的二级预防是指发生了脑卒中之后，为了防止疾病再次发生、防止病情加重、减少并发症和后遗症，而对患者的饮食、生活习惯，以及药物进行调整的预防措施。二级预防还包括药物治疗、外科手术治疗及介入治疗等治疗方法。除此之外，血压、血糖与血脂的控制也同样重要。

» 血压

对于缺血性脑卒中患者，建议长期控制血压以降低脑卒中复发风险。

推荐降压目标为＜140/90mmHg，可耐受的情况下降至130/80mmHg以内的理想血压水平。

降压治疗过程中患者要避免自行用药，以免降压过快。医生会根据药物副反应和经济费用等因素综合考虑制订个体化的降压方案。因此，**如何用药要听医生的。**

» 血糖

对于无糖代谢异常病史的缺血性脑卒中/TIA患者，应该筛查血糖，包括空腹血糖、糖化血红蛋白和/或口服葡萄糖耐量试验。需要注意的是，空腹血糖和口服葡萄糖耐量实验的结果可受急性脑卒中事件本身的影响。

新诊断的糖尿病患者只要严格地控制血糖就可以降低远期心血管疾病（包括脑卒中）的发生率。

在缺血性脑卒中/TIA 患者的长期血糖管理中，建议将HbA1c水平控制在7.0%以内（平均血浆葡萄糖为8.6mmol/L）。在降血糖药物选择方面，可优先选择有临床证据证明可降低脑卒中事件发生风险的降血糖药物，如二甲双胍、吡格列酮及GLP-1受体激动剂等。

在不发生低血糖或其他严重不良反应的情况下，年轻、糖尿病病史短、预期寿命长且无严重心血管疾病的患者可选择更加严格的目标：HbA1c水平＜6.5%（平均血浆葡萄糖为7.8mmol/L）。

对于有严重低血糖事件发生史、预期寿命短、存在严重的微血管或大血管并发症或其他严重并发症，以及糖尿病病史长且应用包括胰岛素在内的多种药物都难以控制血糖的患者，可考虑将目标 HbA1c 水平提高到8.0%（平均血浆葡萄糖为10.2mmol/L）。

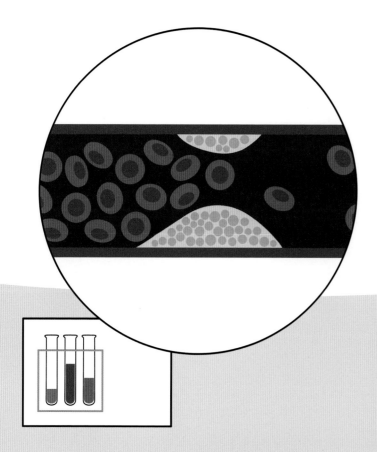

» 血脂

缺血性脑卒中/TIA 患者无论是否进行药物调脂治疗，都必须坚持控制饮食和改善生活方式。

对于非心源性缺血性脑卒中/TIA患者，长期服用他汀类药物可以预防缺血性脑卒中/TIA复发。

患者一旦确诊为缺血性脑卒中/TIA就属于ASCVD极高危人群，无论病因是否为动脉粥样硬化及胆固醇水平是否正常，均建议使用他汀类药物治疗以降低复发的风险。

6 第六节 脑卒中的前兆
——脑卒中并非无迹可寻

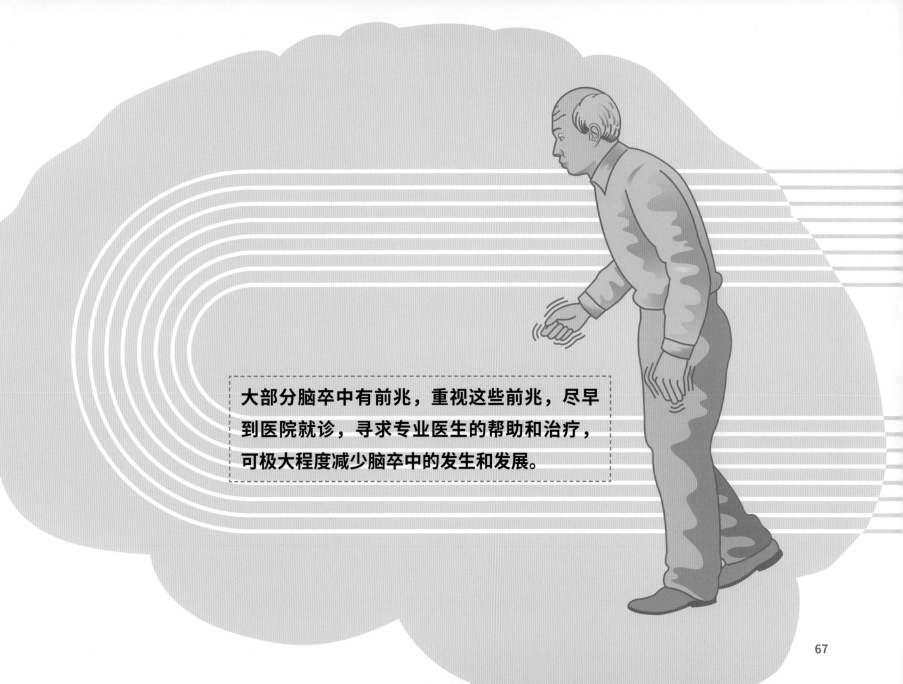

大部分脑卒中有前兆，重视这些前兆，尽早到医院就诊，寻求专业医生的帮助和治疗，可极大程度减少脑卒中的发生和发展。

脑卒中前兆主要有以下几方面。

» 身体

突然头晕、突然头痛似戴铁帽、突然面部㖞斜、突然流口水、频繁流鼻血、不明原因摔跤、突然一侧身体麻木、突然一侧肢体抽动，以及全身疲乏无力且出冷汗、血压不稳定、侧卧身体发沉或发麻、突然大小便失禁。

» 精神

突然反应迟钝，整天昏昏欲睡，频繁打哈欠。

» 感官

突然语无伦次、吐字不清，突然短暂眼盲、耳鸣、失聪。

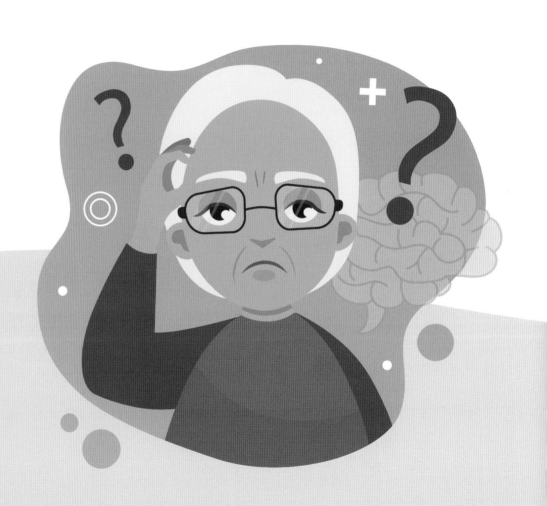

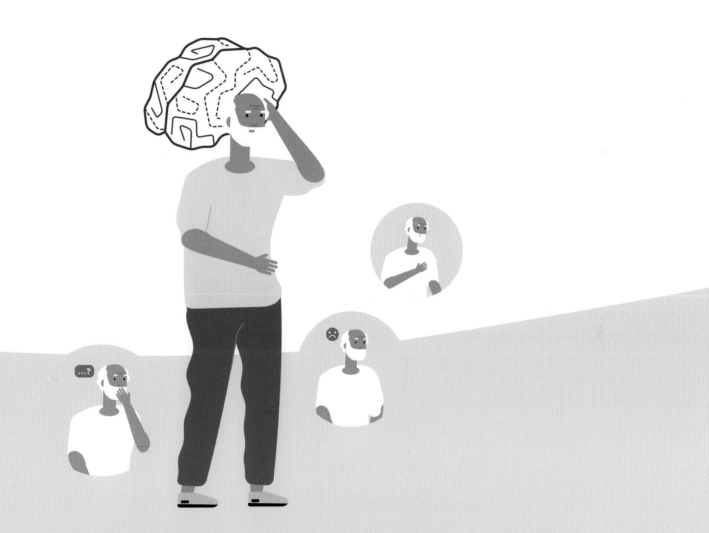

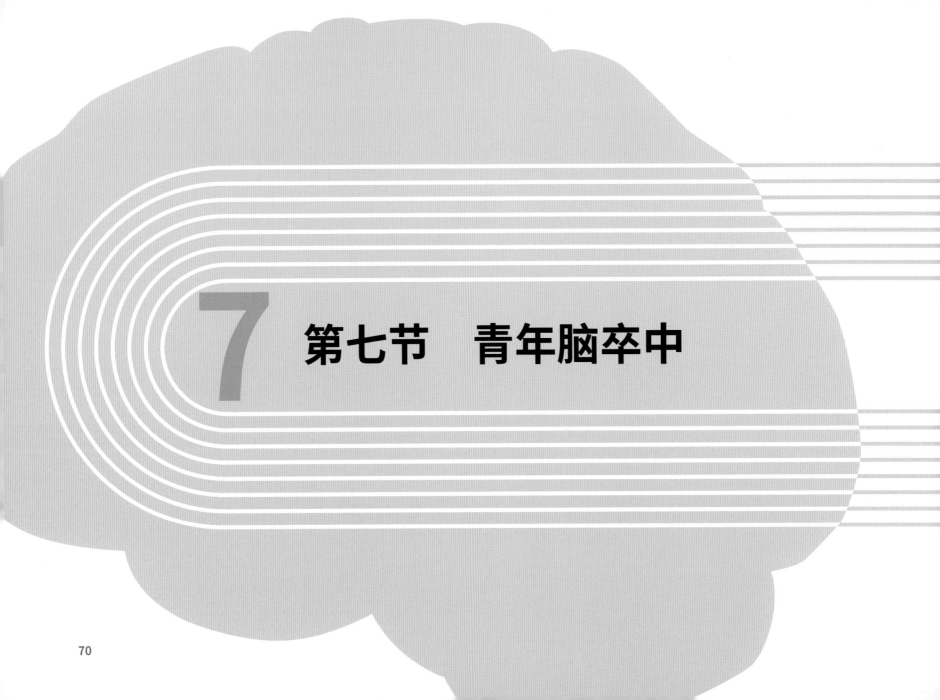

7 第七节　青年脑卒中

脑卒中离年轻人并不远！很多人认为脑卒中是老年人的专属疾病，只有老年人才会得。其实不然，10%～15%的脑卒中发生在18～50岁的成年人中，四五十岁甚至是二三十岁的青年人突发脑卒中的并不少见。本节重点介绍青年脑卒中的定义、流行病学和危险因素，其治疗将在第三章讲述。

10%~15%

发生在18～50岁成年人中的脑卒中

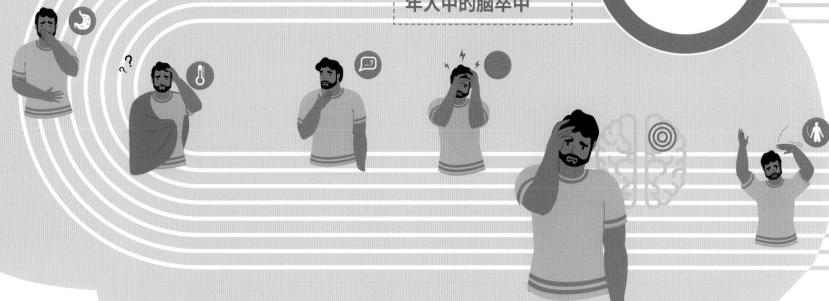

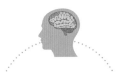

什么是青年脑卒中

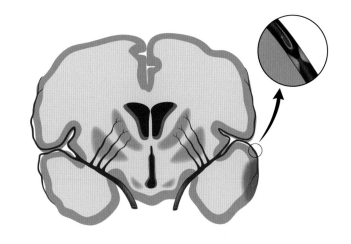

　　青年脑卒中是指在18～45岁之间发生的脑卒中，包括缺血性脑卒中与出血性脑卒中，其中以缺血性脑卒中更为常见。

　　全球每年新增200多万青年脑卒中患者，青年脑卒中的发病率呈明显上升趋势。青年脑卒中的发病率在最近几十年上升了约40%。

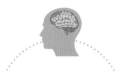

青年脑卒中的危险因素

　　既然脑卒中在青年中也同样常见，那么它的危险因素又有哪些呢？

　　不同于老年人中多见的动脉粥样硬化型或者小血管闭塞型，许多青年脑卒中的病因为心源性或其他不明原因类型。但在青年患者中，同样可以发现和老年人一样的脑卒中危险因素，如吸烟酗酒、肥胖超重、高血压、糖尿病、高脂血症等。

青年脑卒中多见的病因及危险因素包括以下几个方面。

◎ **女性所特有或女性常见的危险因素：** 服用含有雌激素的避孕药物、妊娠、有先兆偏头痛。研究表明，有先兆偏头痛的患者患缺血性卒中的风险增加2倍，同时存在吸烟、口服避孕药物、有先兆偏头痛3种危险因素可使卒中风险增加9倍。

◎ **卵圆孔未闭：** 常见的隐源性卒中病因。对于年轻患者而言，存在卵圆孔未闭可增加卒中发生的风险。

◎ **遗传性血栓形成和获得性血栓前或高凝状态：** 因子Leiden突变、G20210A基因突变、蛋白质C和蛋白S缺乏、抗凝血酶Ⅲ缺乏、抗磷脂综合征（有动脉或静脉血栓形成史、妊娠并发症史）、系统性红斑狼疮、高同型半胱氨酸血症、镰状细胞病、恶性肿瘤、妊娠、服用含有雌激素的避孕药物、代谢综合征等。

◎ **颈动脉或椎动脉夹层：** 导致青年人卒中和非外伤性蛛网膜下腔出血的重要病因之一，其中以椎动脉夹层最常见。

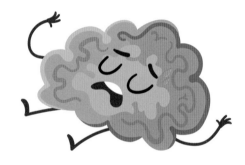

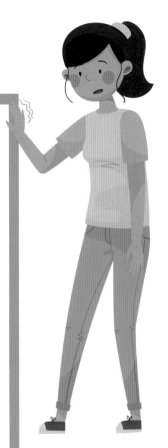

◎ **血管病或血管炎相关疾病**：法布里病、线粒体脑肌病伴高乳酸血症和卒中样发作、常染色体显性遗传性脑动脉病伴皮层下梗死和白质脑病、烟雾病、巨细胞动脉炎、大动脉炎、原发性中枢神经血管炎、肌纤维发育不良、可逆性脑血管收缩综合征等。

◎ **心血管危险因素**：患者如果有高血压病、高脂血症、糖尿病、房颤、心肌病、心脏瓣膜病、肥胖、感染性心内膜炎、先天性心脏病等心血管疾病等，患脑卒中的风险明显增加。

◎ **生活方式相关危险因素**：吸烟、熬夜、缺乏锻炼、不良饮食、酗酒、非法药物使用（特别是甲基苯丙胺、可卡因、海洛因）等。

总的来说，青年脑卒中的病因十分复杂多样，在实际临床工作中，遇到青年卒中患者的病因亦不止于此，诊断也十分棘手。因此，青年人也要重视健康，采取有效预防措施，降低脑卒中的发病率。

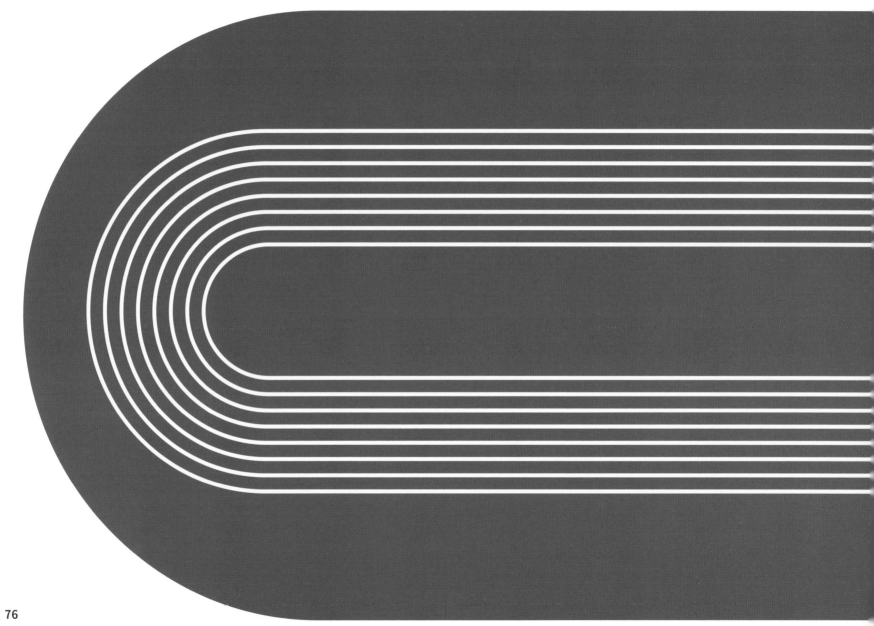

第二章
脑卒中发生后

第一节　怎样识别脑卒中

脑卒中发病常常来势汹汹，以突然起病为主。但如果我们对它有一定的了解，并予以重视，其实是能在脑卒中发病之前就发现蛛丝马迹。

　　大多数脑卒中在发作之前，身体是会发出一定的预警信号的，但这些信号可能十分轻微，或者说短时间内就能自行缓解，所以常常被人们所忽视。甚至有人已经得过一次脑卒中都不自知或不在意，等到复发了、加重了才来医院，这样的患者预后的情况可想而知。

　　脑卒中的预警信号包括但不限于：口眼㖞斜、流口水、眼皮下沉、手脚麻木无力、突然晕倒或头痛、走路走偏、头昏、不记事等。

　　当脑卒中真正来临的时候，我们要尽快识别脑卒中的症状并及时就医。哪些是脑卒中的表现？我们先来看国际通用的"中风120"和"BE FAST"。

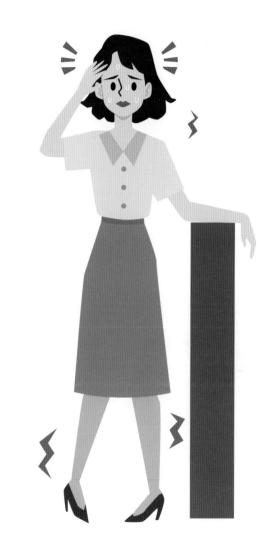

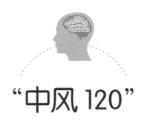

"中风 120"

看到1张不对称的脸。

查2只手臂是否有单侧无力。

聆（0）听讲话是否清晰。

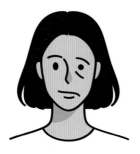

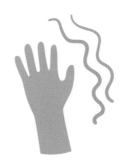

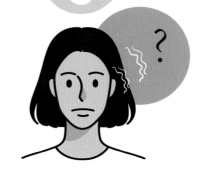

通过"中风120"，患者和家属可迅速识别脑卒中，一旦发现异常立即拨打"120"就医。

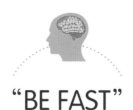

"BE FAST"

Eyes是指眼睛。突发的视力变化，视物困难，常为一侧视力下降甚至失明。

Arms是指手臂。手臂突然无力或麻木，通常出现在身体一侧，可同时平举双臂，患侧的手臂常不能抬起或因无力提早下落。

Time是指时间。当出现上述任意一种情况时，都提示可能出现脑卒中，应立即拨打"120"求助。尤其重要的是应准确记录病情发作的时刻，如果是睡醒后发作，还应该记录何时入睡，入睡时是否有症状，即清醒状态下最后正常的时刻，并将这些时刻告知急救医护人员和卒中医师。这些时间点对于后续的治疗十分重要，要特别注意。

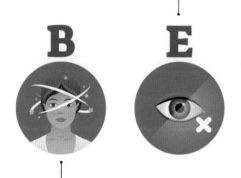 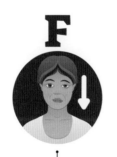 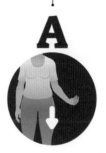 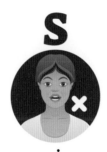 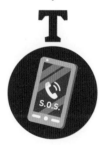

Balance是指平衡。平衡能力或协调能力丧失，突然出现站立困难、行走困难。

Face是指面部。面部不对称，口角㖞斜，微笑时一侧面部僵硬，或眼皮、嘴角下沉。

Speech是指语言。说话含混、不能理解别人的语言（可以尝试重复同一个句子，看吐字是否清晰，表达是否流利）。

除此之外，如果表达十分流利但语言支离破碎，也属于此种情况。简单来理解，即不能正常表达或表述的内容正常人无法理解。

2 第二节 急性脑卒中后怎么办

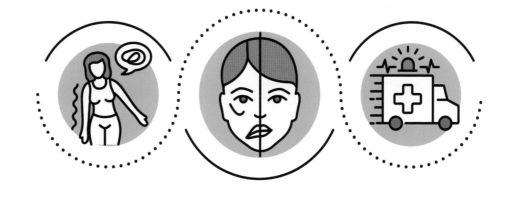

判断患者是急性脑卒中后，立即要做的事情就是拨打 "120"，并告知急救人员已初步判断患者为脑卒中。这样急救人员就会根据当地的溶栓地图或者运送患者的经验，将患者送至有处理急性脑卒中资质和条件的医院，提高救治的成功率。

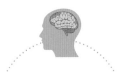

在等待"120"的过程中，
我们应该这样做

不要随意搬动患者，尤其是头部不能轻易晃动。但若患者的发病现场过于狭小（如厕所、楼道等），应先将患者就近搬运至空间宽敞的场所，便于急救人员到场后实施急救措施。同时让患者保持平卧位，将患者的头部偏向一侧，但切忌因慌乱用力过猛。

第二，保持正确的体位。

如果患者有呼吸困难，应将衣物放置其肩下抬高肩部，切勿用枕头等抬高患者头部导致呼吸困难加重甚至窒息。

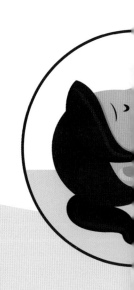

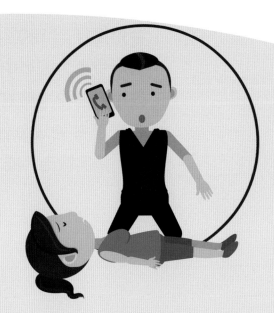

84

第三，注意放松。

解开患者衣领、领带、腰带等，取下手表、眼镜、假牙等物品。

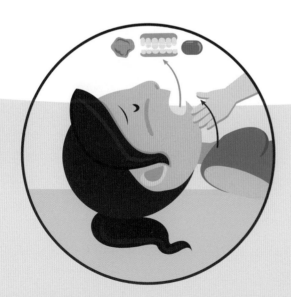

第四，防止误吸。

患者有呕吐时应保持侧卧位，防止呕吐物误吸而导致窒息。侧卧位时，应将瘫痪侧肢体朝上。

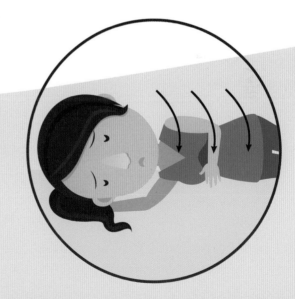

第五，陪伴患者。

如患者意识尚清，要伴其左右并缓解其紧张情绪，避免患者因紧张或情绪激动导致血压升高，同时注意观察患者意识状态的变化，但注意自己需要保持镇静，否则适得其反。

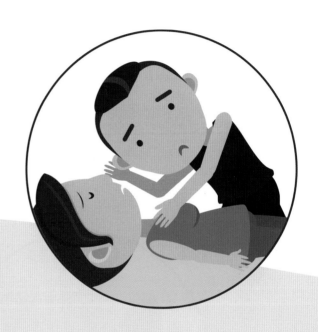

第六，配合医生救治。

记录发病时间（详见"BE FAST"中的"Time"部分），时间允许时，准备好患者的医保卡、身份证及平时服用药物、既往就诊记录等。

第七，服从指挥。

当急救医护人员到场后，应该服从现场急救医师的指挥，不能因焦急而擅自行动，导致延误或影响患者的救治。若现场家属较多，当医生询问病史时，应由最了解患者发病情况及基础病史的人来回答，务必快速准确回答医生的询问。

特别注意！！不要给患者擅自服用药物、喂水、喂食。

擅自给患者服用药物、喂水、喂食都有可能造成严重的后果，尤其是意识不清的患者，上述行为极有可能造成生命危险，并影响医生后续的救治。

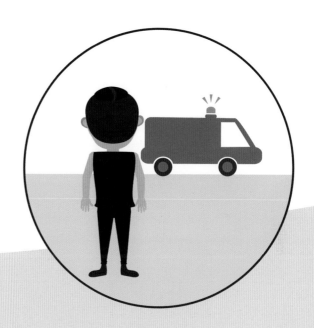

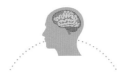

这两件事不多余！

在急救现场测血糖和做心电图不是过度检查，也不是故意耽误时间。

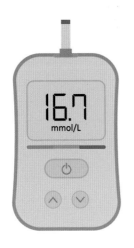

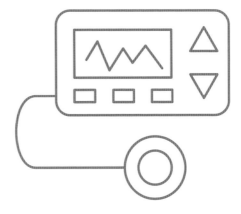

急救人员到场开始实施的急救措施中，对于吸氧、心电监护、建立液体静脉通路等措施基本上所有的患者及家属都可以理解并积极配合，但有两项常规的院前检查——测血糖和做心电图，常常不被理解。再加上患者和家属常被焦急的情绪所支配，甚至在现场医患双方就因此发生矛盾，耽误了患者到达医院的时间。

患者和家属的疑问其实很简单：对于抢救脑卒中患者，大家都知道时间重于一切。患者的病症在头部，为什么要在急救现场测血糖和做心电图呢？这不是耽误时间吗？

在急救现场测血糖和做心电图究竟是不是在过度

检查或是故意耽误时间呢？答案显然是否定的。患者出现了脑卒中的可疑症状后，医生不能仅仅凭症状就断定患者患了脑卒中。除了脑血管疾病之外，意识不清常常是由于低血糖引起的。因为大脑发挥功能几乎就是靠葡萄糖来供应能量，大脑对低血糖十分敏感，所以低血糖也会导致很多神经系统的症状。除此之外，血糖的高低影响着到达医院后的治疗方案。而且测血糖是一个十分简单的检查，急救人员在现场半分钟之内即可完成，血糖的结果对于医生明确病情十分重要。

在急救现场最多见的低血糖情况就是糖尿病患者在注射胰岛素后没有进食。

那么在急救现场又为什么要做心电图呢？首先，冠心病是诱发脑血管病的重要因素之一。冠心病和脑卒中其实都是在动脉粥样硬化的基础上产生的，既然大脑的动脉粥样硬化情况已经发展为脑卒中，那么心血管的情况完全有可能已经到了冠心病的程度。尤其对于老年患者，脑卒中和冠心病是完全可能同时发病的。及时的心电图检查可以筛查心脏疾病的风险，避免出现漏诊，且心电图检查简单易行，完全可以在急救现场完成，检查结果可以为院内医生提供更多的临床资料。

明白了这些，相信患者及家属就不会再因为这些问题在现场与急救人员发生争执了。要知道急救医师比谁都明白时间的重要性。

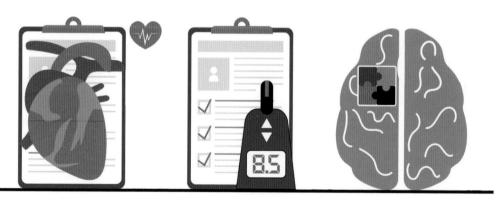

3

第三节　到达医院之后怎么办

在将患者送至医院之后，我们还能为后续的救治做哪些辅助工作呢？

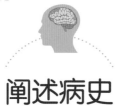

阐述病史

家属协助患者到达急诊科或卒中门诊后，最重要的是向医生叙述患者的病史，包括发病时间、发病时的表现、有无加重或减轻的情况、既往病史、过敏史、家族史等。

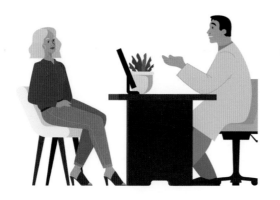

疑似急性卒中

↓

急诊CT、抽血埋针、拨打卒中抢救电话

↓

CT+CTA+CTP
MRI+DWI+MRA

确诊卒中 → 进行专科诊断 → 医生共同阅片

↓

判断是否能够进行溶栓

① 4.5小时内CT非出血无绝对禁忌证，溶栓。

② 4.5小时外mismatch-多模态CT评估：

前循环AIS, 4.5~6小时不匹配，溶栓，

后循环AIS, 4.5~24小时不匹配，溶栓。

③ TIA患者不溶栓，进行ABCD2评分，如果评估结果＞3分，继续住院观察。

已溶栓 ←→ 不可溶栓

住院办理

↓

时间位点记录
评估神经功能
完善医疗文书

↓

CT多模态评估血管再通

↓

卒中介入组评估

卒中门诊的急救路径

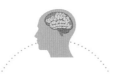

尽快接受检查和治疗

医生会依据患者的发病时间和医院的条件，为患者开具相应的头部检查和血液检查。

急诊检查后，家属要立即协助患者返回急诊科或卒中门诊，医生会根据检查结果、发病时间，做出诊断并确定治疗方案。

如果是脑出血或蛛网膜下腔出血，根据出血的部位和出血量选择内科保守治疗或者外科手术治疗。

如果是缺血性脑卒中，根据患者的病情、发病时间，可以进行溶栓治疗、血管内介入治疗或保守治疗。

总之，到达医院后患者和家属务必全力配合医生，以求在最短的时间内完成检查，让患者接受获益最大化的治疗方案。

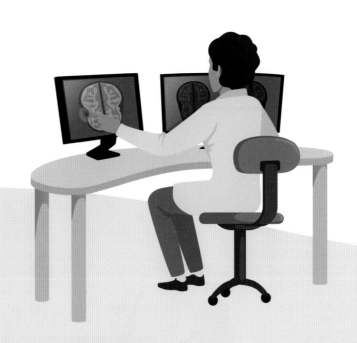

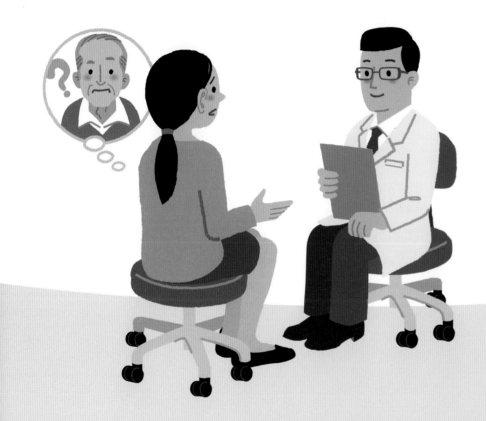

　　一般而言，阐述病史和接受检查不会出现耽误时间的情况，往往在确定治疗方案的时候常常因为家属不能统一意见或者犹豫不决而耽误治疗时间。面对出血性脑卒中，家属需要决定是否接受手术；而面对缺血性脑卒中，家属需要决定是选择溶栓治疗、血管内介入治疗，还是保守治疗。

　　医生会根据患者的病情介绍各种治疗方案的获益与风险，以及患者治疗后的康复情况。但任何一种治疗都伴随着风险，临床上没有绝对安全的治疗措施，最终的治疗结果也是多方因素共同作用的结果，医生只能就一般情况向家属进行说明。在突发疾病的情况下，要在短时间内做出重大决定确实十分困难，但脑卒中不同于一般疾病，时间不仅影响治疗效果也影响预后。当医生介绍清楚各种治疗方案的风险与获益后，患者和家属应该根据自身情况尽快做出选择。

4 第四节 缺血性脑卒中的急性期处理

脑卒中是急症，超早期静脉溶栓治疗是目前改善急性缺血性脑卒中结局最有效的药物治疗手段之一。脑卒中发生后应尽快送达有能力进行脑卒中溶栓治疗的医院，并接受规范的溶栓治疗。

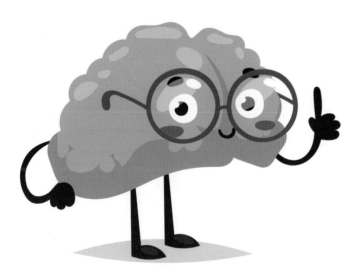

在什么样的情况下可以进行规范的溶栓治疗呢？

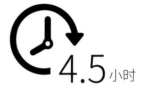

如果发病时间在4.5小时内且明确诊断为急性脑卒中的，可以在家属或患者本人的同意下进行静脉溶栓治疗。

对发病时间未明或超过静脉溶栓时间窗的急性缺血性脑卒中患者，如果影像学评估符合血管内取栓治疗适应证，则可尽快启动血管内取栓治疗。

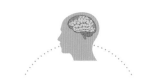

静脉溶栓治疗

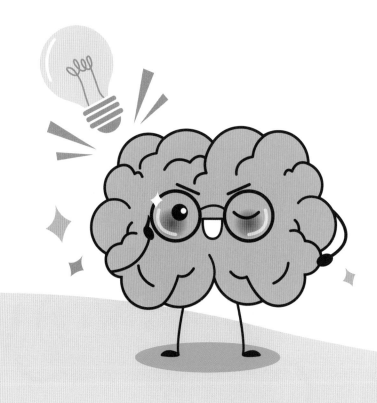

现在多数人都听说过溶栓治疗，那么到底什么是溶栓治疗呢？这里的溶栓治疗指的是静脉溶栓。静脉溶栓治疗就是在静脉内注射溶栓药物，将堵塞在大脑血管内的血栓溶开的治疗方法。这种治疗方法操作简单，但是对大血管闭塞溶通率较低，只有5.9%～44.2%。如果血栓的长度超过8mm，那么这种溶栓治疗就几乎无效了。

静脉溶栓治疗

优点

快速、简单、预后良好，能够为19%～40%的患者降低残疾或是死亡的风险。

静脉溶栓治疗

缺点

有可能造成出血，发生率为1.9%～6.4%，最严重的就是脑出血。

静脉溶栓治疗的适应证和禁忌证

» 适应证

静脉溶栓治疗需要患者或家属签署知情同意书，其适应证包括：

⬤ 有缺血性脑卒中导致的神经功能缺损症状。

⬤ 症状出现时间＜3小时。

⬤ 患者年龄≥18岁。

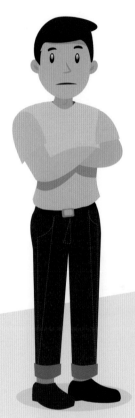

患者年龄

≥18岁

» 禁忌证

如果出现下述情形，则不能进行静脉溶栓治疗：

- 颅内出血（包括脑实质出血、脑室内出血、蛛网膜下腔出血、硬膜下/外血肿等）。

- 既往颅内出血史。

- 近3个月有严重头颅外伤史或卒中史。

- 颅内肿瘤或巨大颅内动脉瘤。

- 近期（3个月内）接受过颅内或椎管内手术。

- 近2周内接受过大型外科手术。

- 近3周内有胃肠或泌尿系统出血。

- 活动性内脏出血。

- 主动脉弓夹层。

- 近1周内在不易压迫止血的部位进行过动脉穿刺。

- 血压升高：收缩压≥180mmHg或舒张压≥100mm Hg。

- 急性出血倾向，包括血小板计数低于$100×10^9$/L或其他情况。

- 24小时内接受过低分子肝素治疗。

- 口服抗凝剂且INR＞1.7或PT＞15。

◉ 48小时内使用过凝血酶抑制剂或Xa因子抑制剂，或存在各种实验室检查异常（如APTT、INR、血小板计数、ECT、TT或Xa因子活性测定等）。

◉血糖＜2.8mmol/L或血糖＞22.22mmol/L。

◉头部CT或MRI提示大面积梗死（梗死面积超过1/3的大脑中动脉供血区）。

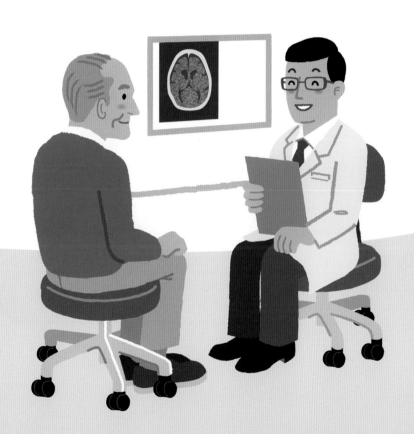

» 相对禁忌证

存在下列情况的患者须谨慎考虑和权衡静脉溶栓的风险与获益，即虽然存在一项或多项相对禁忌证，但并非绝对不能接受静脉溶栓治疗。

◎ 轻型非致残性脑卒中。

◎ 症状迅速改善的脑卒中。

◎ 惊厥发作后出现神经功能损害（与此次脑卒中发生相关）。

◎ 颅外段颈部动脉夹层。

◎ 近2周内严重外伤，但未伤及头颅。

◎ 近3个月内有心肌梗死史。

◎ 孕产妇。

◎ 痴呆。

◎ 既往疾病遗留较重神经功能残败。

◎ 未破裂且未经治疗的动、静脉畸形，颅内小动脉瘤（直径＜10mm）。

◎ 少量脑内微出血（病灶1～10个）。

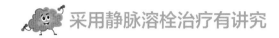 采用静脉溶栓治疗有讲究

» 临床常用药物

阿替普酶（rt-PA）和尿激酶（urokinase，UK）是静脉溶栓治疗的常用药物。

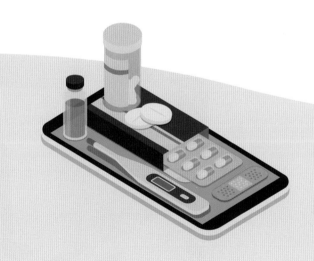

» 时间窗：发病 4.5 小时内或 6.0 小时内

静脉溶栓治疗应该尽快进行，避免延误。

◉ **发病4.5小时内的急性缺血性脑卒中患者**，应尽快接受静脉 rt-PA 溶栓治疗，用药期间及用药24 小时内都需要严密监护。

◉ **发病6.0小时内的急性缺血性脑卒中患者**，若不适合 rt-PA 治疗，则可接受静脉尿激酶治疗，用药期间及用药24小时内应严密监护。

◉ **发病4.5小时内且血风险较高的急性缺血性脑卒中患者**，可考虑静脉给予低剂量rt-PA静脉溶栓（0.6mg/kg），医生会根据患者的具体情况确定。

◉ **溶栓患者在抗血小板或特殊情况下溶栓后还需抗凝治疗者**，一般应推迟到溶栓24小时后复查头部CT 或MRI后再开始抗凝治疗。

◉ **距最后正常时间超过4.5小时的醒后脑卒中患者**，如磁共振DWI显示缺血病灶，而FLAIR上未见异常信号，静脉溶栓治疗可能获益。

◉ **其他特殊情况。**脑卒中患者往往合并心脏疾病、内分泌疾病、血液疾病等多种疾病，因此，医生会根据患者个人情况、静脉溶栓的相对禁忌证和绝对禁忌证判断能否溶栓。

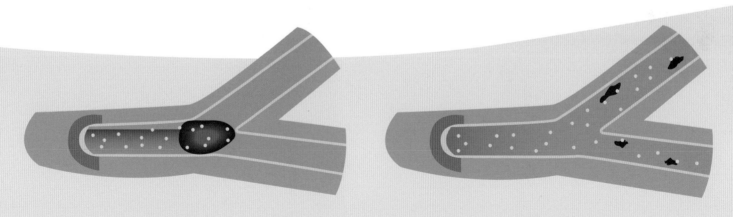

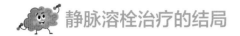 **静脉溶栓治疗的结局**

» 风险与机遇并存

静脉溶栓治疗是目前公认的可使时间窗内的缺血性脑卒中患者获益最大的药物治疗方案。因为它可以改善脑梗死的预后，患者一旦确诊脑梗死，本人及家属多急着要求进行静脉溶栓治疗。了解静脉溶栓治疗相关知识之后我们知道它的优势得以发挥是建立在特定条件之上的，并且也会带来一定的风险。静脉溶栓治疗最主要的风险是出血。这就像一枚硬币的两面，不可分割，能够将血管溶通本身就伴随出血的可能。静脉溶栓治疗最严重的后果就是发生脑出血，但这个可能性并不高。

» 符合实际的预期

"只要溶了栓就可以完全康复到得病之前的状态"这一想法也是不切实际的。要知道，溶栓药物虽然可以将堵塞的大脑血管溶通，但并不能够让之前因血管堵塞而死亡的脑组织再生。和心肌梗死相同，即使重新恢复血供，已经坏死的脑细胞和心肌细胞也不可能恢复活力。也就是说，神经组织已经丧失的功能是不可能恢复到得病之前的状况的。

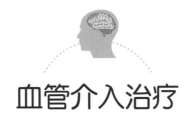

血管介入治疗

血管介入治疗包括血管内机械取栓、动脉溶栓、血管成形术。

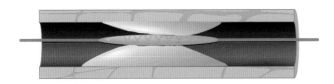

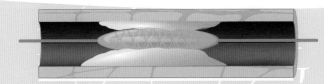

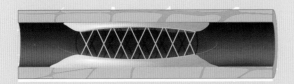

血管内机械取栓

血管内机械取栓是近年急性缺血性脑卒中治疗最重要的进展，可显著改善急性大动脉闭塞导致的缺血性脑卒中患者的预后。它是用取栓支架把堵在血管里的血栓取出来。取栓支架是一种可回收的支架装置，手术医生将该装置放到堵塞血管的血栓部位，它就会牢牢抓取血栓，之后随着支架被撤回，血栓也被取出体外。

血管内机械取栓三要素

（1）具备相应条件的医疗机构。

（2）由经过规范培训的临床医疗团队进行手术操作。

（3）严格遵守血管内机械取栓治疗的适应证。

取栓治疗需要注意：

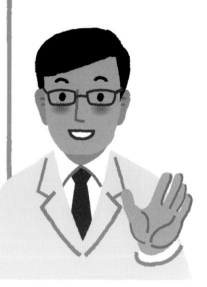

◉ 发病以后要在最短的时间内到达能够开展这项治疗的医院。每提前30分钟就能让严重残疾和死亡的风险下降10%。

◉ 取栓前一定要完善检查，确定是大血管堵塞。

◉ 严重肝肾脏器疾病或血液病的患者不能接受取栓治疗。

◉ 尽管大部分血栓可以通过该治疗取出，但也有一些血栓即使接受手术也无法取出，或者这些血栓取出后治疗效果也可能不佳。患者要做好心理准备，面对这些可能发生的风险。

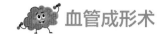 动脉溶栓

　　动脉溶栓是采用微创手术的方式，向动脉里注射溶栓药物。具体的方法是通过大腿的股动脉将一根很细的导管在X线引导下导入到堵塞动脉内，在堵塞血管附近或者血栓内直接给溶栓药。

　　动脉溶栓使溶栓药物直接到达血栓局部，理论上血管再通率高于静脉溶栓，且出血风险降低。然而，这些益处可能被溶栓启动时间的延迟所抵消。由于缺乏充分的证据证实动脉溶栓的获益，因此，目前一线的血管内治疗是应用血管内机械取栓治疗，而不是动脉溶栓。

血管成形术

　　血管成形术又称为急诊颈动脉内膜切除术（CEA）或颈动脉支架置入术（CAS），主要用于治疗症状性颈动脉狭窄。血管成形术有助于改善脑血流灌注，但临床安全性与有效性尚不明确。对于神经功能状态不稳定的患者（如进展性脑卒中），急诊 CEA 的疗效尚不明确。对经过评估、存在缺血性半暗带（临床或脑部影像显示脑梗死核心小、缺血低灌注脑组织范围大）的患者行 CEA 的疗效尚未确定，通常医生会根据个体情况确定是否适合血管成形术。

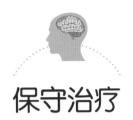

保守治疗

已经超过时间窗的缺血性脑卒中患者可以接受保守治疗。

抗凝药物，如低分子肝素、华法林或新型抗凝药物等，可以帮助部分合并有心房纤颤或心脏瓣膜疾病等的脑梗死患者预防脑栓塞。

抗血小板药物，如阿司匹林、氯吡格雷、吲哚布芬等，是目前治疗和预防脑血栓最有效的药物。

他汀类药物，如阿托伐他汀、瑞舒伐他汀等，可稳定斑块、延缓脑动脉粥样硬化的发展。

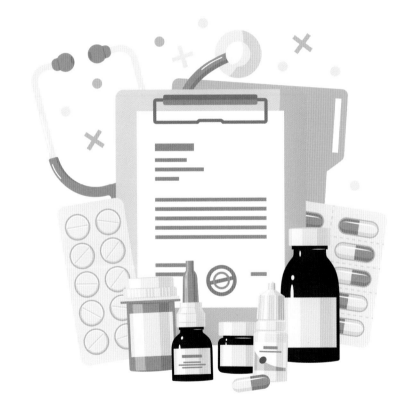

5

第五节　短暂性脑缺血发作的急性期处理

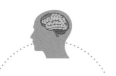

什么是短暂性脑缺血发作

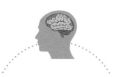

这些情况可能不是短暂性脑缺血发作

短暂性脑缺血发作（transient ischemic attack, TIA）是由于局部脑或视网膜缺血引起的短暂性神经功能缺损，多数患者临床症状不超过1小时，最长不超过24小时，且无责任病灶的证据。

◉ 肢体单瘫、轻偏瘫、面瘫、舌瘫，可伴有偏身感觉障碍和对侧同向偏盲。

◉ 单眼一过性黑蒙、失明。

◉ 跌倒：下肢突然无力，但意识清晰。

◉ 短时间内记忆丧失，谈话、计算、书写能力正常。

脑梗死	①DWI缺血灶；②症状持续1小时以上，或神经功能缺损范围大且严重，但持续时间短。
癫痫的部分发作	需要通过脑电图、CT、MRI来帮助鉴别。
梅尼埃病	患者年龄不满50岁，症状持续时间超过24小时，伴耳鸣、耳堵、听力减退、眼球震颤。
其他情况	心脏疾病、颅内肿瘤、寄生虫、低血糖等。

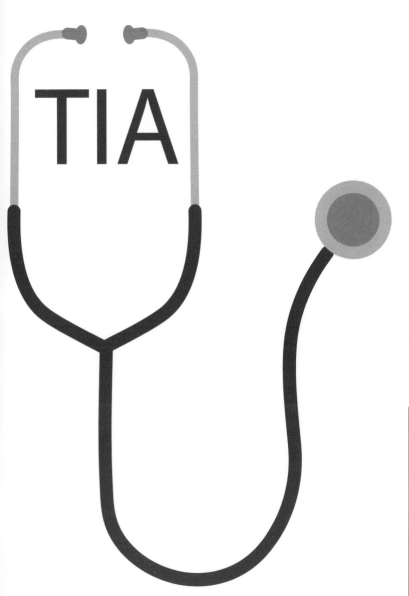

短暂性脑缺血发作的评估方法
——TIA 量表

TIA短期脑卒中风险评估：①ABCD2评分＞2；②ABCD2评分0～2，但门诊不能在2天之内完成TIA系统检查；③ABCD2评分0～2，但DWI已显示对应小片状缺血灶或缺血责任大血管狭窄率＞50%。

TIA 量表

	TIA 的临床特征	得分
年龄（A）	＞ 60 岁	1
血压（B）	收缩压＞ 140mmHg 或舒张压＞ 90mmHg	1
临床症状（C）	单侧无力	2
	不伴无力的言语障碍	1
症状持续时间（D）	＞ 60 分钟	2
	10 ～ 59 分钟	1
糖尿病（D）	有	1

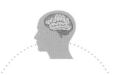

短暂性脑缺血发作的治疗

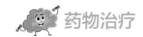 药物治疗

● A-S-A：①抗血小板，阿司匹林联合氯吡格雷；②降脂；③降血压。

● 抗凝—肝素—华法林：心源性。

● 扩容：血流低灌注。

● 溶栓治疗。

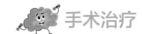 手术治疗

颈动脉内膜切除术、颈动脉血管成形术、安放支架是治疗短暂性脑缺血发作的常用手术方案。

6

第六节　出血性脑卒中的急性期处理

脑出血主要包括脑实质出血（与高血压、脑血管畸形、海绵状血管瘤、静脉窦血栓等有密切关系）、蛛网膜下腔出血（与脑动脉瘤、脑血管畸形、脑外伤、血液病等有关）、不明原因反复脑出血（脑淀粉样变性等）、烟雾病（脑血管不明原因闭塞、脑小血管破裂）。

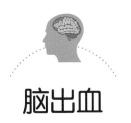

脑出血

脑出血多指非外伤性脑实质内出血，临床表现取决于出血量和出血部位。

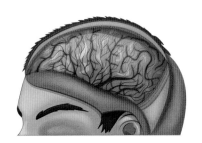
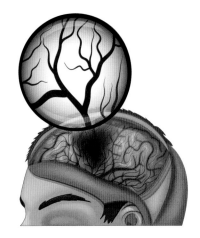
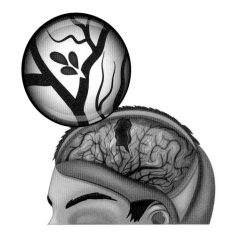

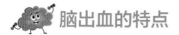 ## 脑出血的特点

◎ 多见于50岁以上有高血压病史者，以男性多见，冬季发病率较高。

◎ 体力活动或情绪激动时发病，多无前驱症状。

◎ 起病较急，症状于数分钟至数小时达高峰。

◎ 有肢体瘫痪、失语等局灶定位症状和剧烈头痛、喷射性呕吐、意识障碍等全脑症状。

◎ 发病时血压明显升高。

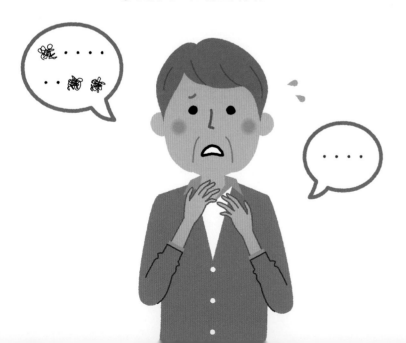

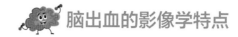 ## 脑出血的影像学特点

» **CT 和 CTA 检查——首选检查**

病灶多呈圆形或卵圆形均匀高密度区、边界清楚，脑室大量积血时多呈高密度铸型，脑室扩大。一周后血肿周围有环形增强，血肿吸收后呈低密度或囊性变。

» **MRI 和 MRA 检查**

MRI可用于病情分期，而MRA可发现脑血管畸形、血管瘤等病变。

◎ 超急性期（发病时间<24小时）为长T1、长T2信号，与脑梗死、水肿不易鉴别。

◎ 急性期（2～7天）为等T1、短T2信号。

◎ 亚急性期（8天至4周）为短T1、长T2信号。

◎ 慢性期（4周以上）为长T1、长T2信号。

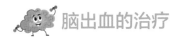 # 脑出血的治疗

» 内科治疗

- 一般处理：卧床休息2～4周。
- 降颅压：最重要的治疗。
- 控制血压：收缩压＞200mmHg或平均动脉压＞150mmHg；降压目标为160/90mmHg或平均动脉压110mmHg。
- 止血治疗。
- 亚低温治疗。

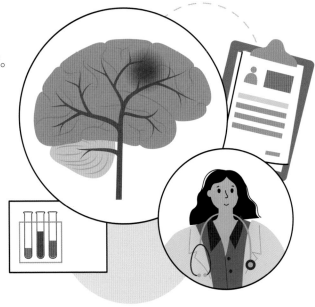

» 外科治疗

一般认为手术宜在早期（发病后6～24小时内）进行。主要的治疗手段有去骨瓣减压术、小骨窗开颅血肿清除术、钻孔血肿抽吸术和脑室穿刺引流术等。

» 康复治疗

脑出血患者应尽早进行康复治疗。我们将在第三章中详细介绍康复治疗的方法。

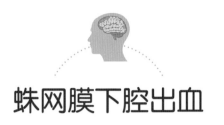

蛛网膜下腔出血

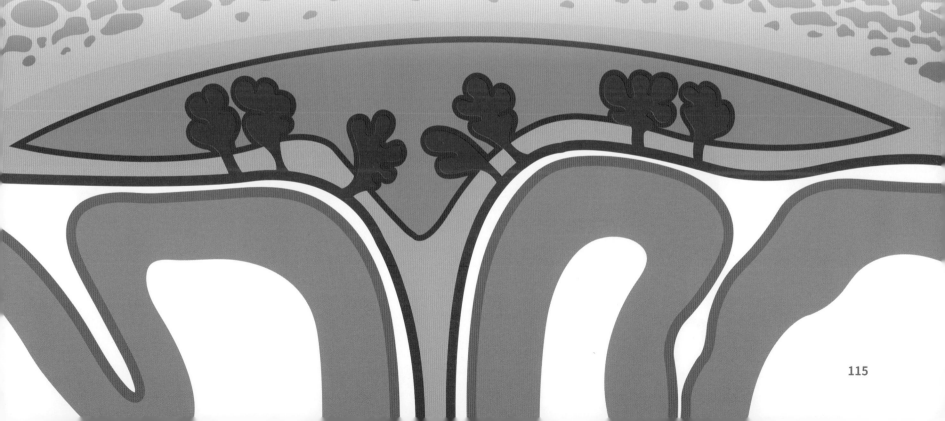

什么是蛛网膜下腔出血

蛛网膜下腔是脑组织与蛛网膜之间的一个间隙。正常情况下蛛网膜下腔里面有脑脊液，用来保护脑组织和脑血管。由于脑血管附着在脑组织的表面，所以只要脑血管破裂，血液首先就会进入蛛网膜下腔，这就是蛛网膜下腔出血。如果出血过多就会形成脑血肿进而压迫脑组织，或者冲破脑室造成脑室积血。

哪些原因会造成蛛网膜下腔出血

常见病因：①颅内动脉瘤占50%～85%；②脑血管畸形约占2%；③脑底异常血管网病（moyamoya disease）约占1%；④其他因素包括夹层动脉瘤、血管炎、颅内静脉系统血栓形成、结缔组织病、血液病、颅内肿瘤等。

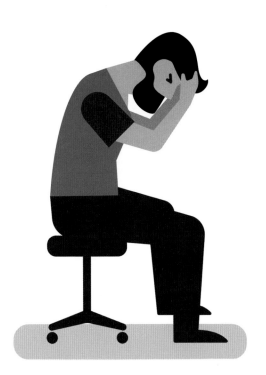

蛛网膜下腔出血的临床表现

由于出血部位及出血量不同，蛛网膜下腔出血的临床表现也有差异。常见的临床表现：

◉ 突发异常剧烈的全头痛，常伴有恶心、呕吐或意识不清。这是最常见的症状。

◉ 脑膜刺激征：颈强直最多见，此外还有克氏征、布氏征。

◉ 眼部症状。

◉ 精神症状。

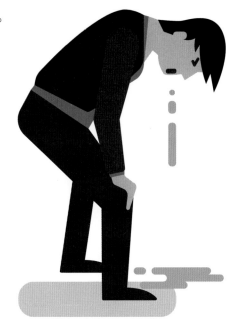

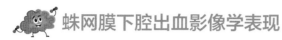 ## 蛛网膜下腔出血影像学表现

» 头颅 CT——首选检查

CT对出血早期敏感度高，显示大脑外侧裂池、前纵裂池、鞍上池、脑桥小脑脚池、环池和后纵裂池高密度出血征象。

» 头颅 MRI——CT 敏感度降低时的首选检查

通过磁共振梯度回波T2加权成像等方法常可显示出血部位。

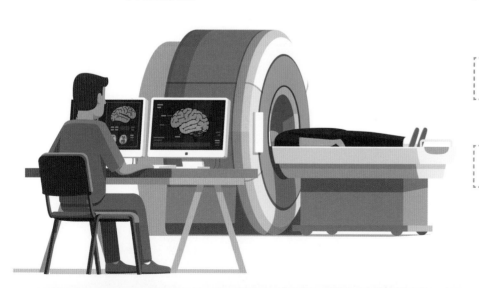

蛛网膜下腔出血的治疗

医生将根据病因予以治疗。

如果是动脉瘤或者脑血管畸形导致蛛网膜下腔出血，需要根据具体情况选择开颅手术或介入治疗。

如果经过CTA、DSA等检查确实没有发现明确病因的，可以暂时行保守治疗，但是3周、3个月、半年后要复查脑血管造影，帮助明确病因。

一般治疗	卧床休息4～6周，避免情绪波动，降颅压、降血压，对症支持治疗。
药物治疗	使用尼莫地平进行脑血管痉挛防治，使用抗纤溶药止血。
手术治疗	动脉瘤夹闭或血管内治疗是防止再出血最有效的治疗方式。

7

第七节　脑动脉瘤

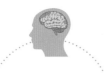

什么是脑动脉瘤

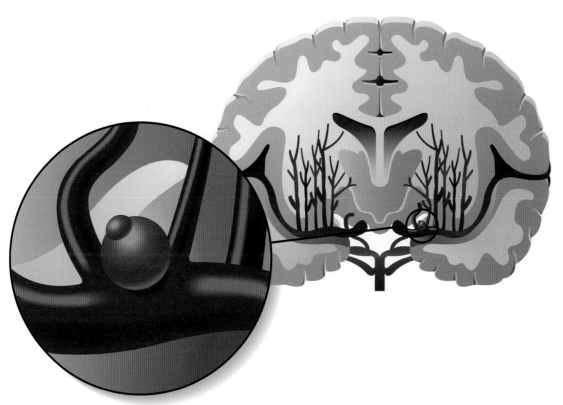

脑动脉瘤（颅内动脉瘤）是造成蛛网膜下腔出血的首要病因，可以简单将之理解为局部大脑内动脉鼓出来一个泡。脑动脉瘤的发病不分年龄，但多见于中老年女性。脑动脉瘤一般长在血管分叉处，多由血流长期冲刷而成，就像车胎老化后在局部鼓出来的包一样。虽然它的体积会逐渐增大，但它并不是恶性肿瘤。导致它增大的后天因素主要是高血压。

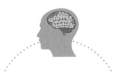

脑动脉瘤就是脑卒中吗

在本书的第一章我们就为大家区分过"脑血管病""脑卒中""中风"这3个概念。脑动脉瘤属于脑血管病的一种，本身并不是脑卒中，但它就像是一个随时可能爆炸的炸弹，一旦爆炸就转化为出血性脑卒中。这个炸弹如果体积增大压迫了周围脑组织，就容易导致脑组织缺血坏死，引发缺血性脑卒中。

答案是否定的。

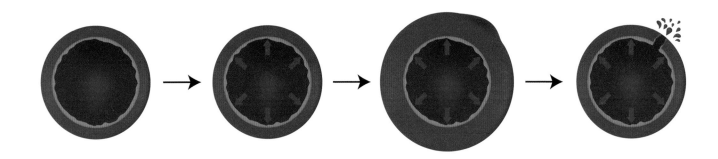

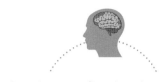

脑动脉瘤有多危险

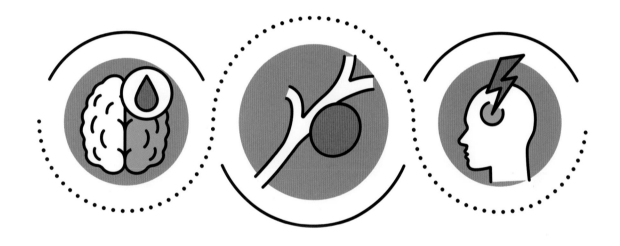

当脑动脉瘤的体积增大到一定的程度，或者受到某种外界因素的影响，就可能破裂。脑动脉瘤一旦破裂，患者如果来不及就医就可能猝死。脑动脉瘤首次出血的病死率高达35%，再次出血的病死率达60%～80%。

不论有没有诱因，脑动脉瘤都有可能破裂。而常见的脑动脉瘤破裂的诱因包括焦虑紧张、情绪激动、血压突然升高、用力排便、分娩、性生活等。是否进行手术治疗脑动脉瘤要根据动脉瘤的大小、位置等综合评估。一般直径小于3mm且未出血的脑动脉瘤并不需要手术，但具体情况应由专科医师进行评估。

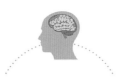

发现脑动脉瘤该怎么办

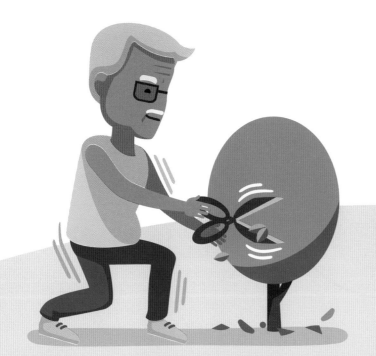

发现了脑动脉瘤之后并不是就不能正常工作和生活了，但一定要注意保持乐观积极的心态，严格控制危险因素。患者应戒烟戒酒、降压控脂，避免过度劳累，还要每年定期复查，观察脑动脉瘤的形态及大小的变化。

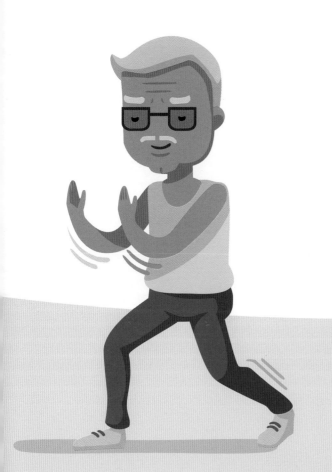
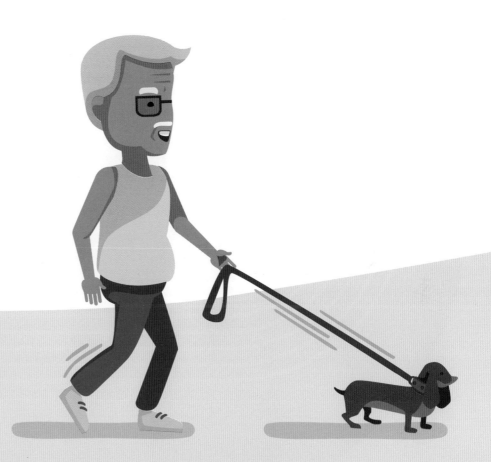

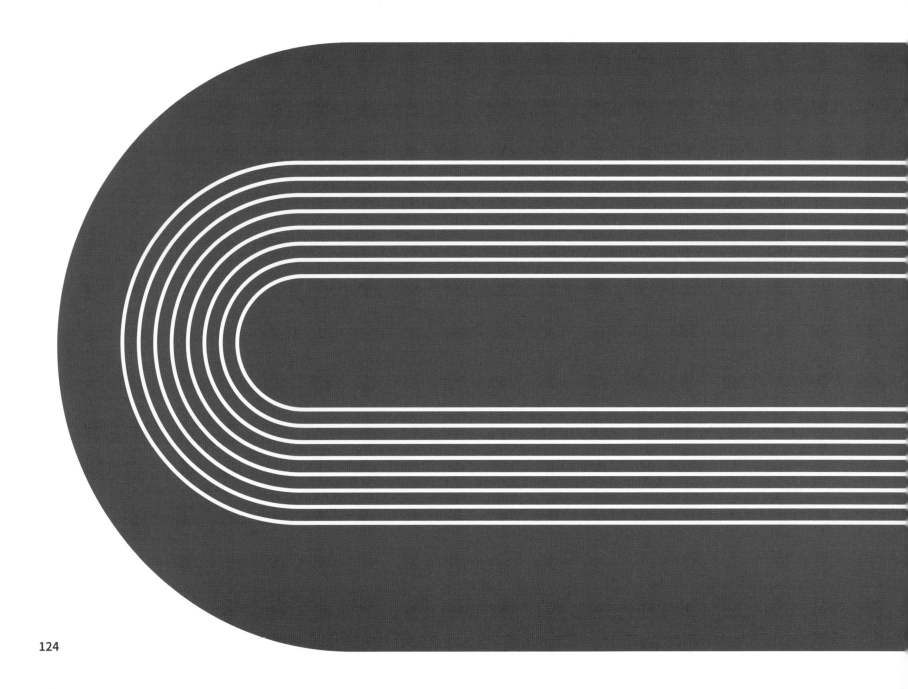

第三章

脑卒中的治疗与康复

1 第一节　康复治疗

脑卒中会导致患者部分肢体的功能障碍，甚至会影响到患者今后的日常生活及生活质量。因此，脑卒中患者在合适的时间选择相应的康复治疗是十分有必要的，这对于改善患者生活质量有着十分重要的意义。脑卒中患者的康复治疗方法主要有药物治疗、物理治疗、语言训练、心理治疗、中医治疗等。

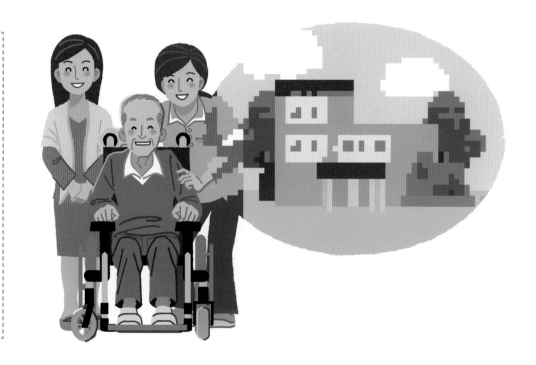

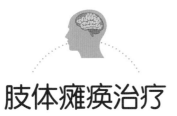

肢体瘫痪治疗

脑卒中患者应尽早开始肢体康复锻炼。也就是说，只要不影响抢救及治疗，患者应该尽早开始肢体康复锻炼。但对于脑出血的患者，由于存在再出血的风险，则应该在原发病治疗后再开始进行康复训练。

脑卒中患者早期应重视瘫痪肌肉的肌力训练。针对相应的肌肉进行渐进式抗阻训练、交互性屈伸肌肉肌力强化训练可以改善瘫痪肢体的功能，还可以结合功能电刺激治疗、肌电生物反馈疗法。

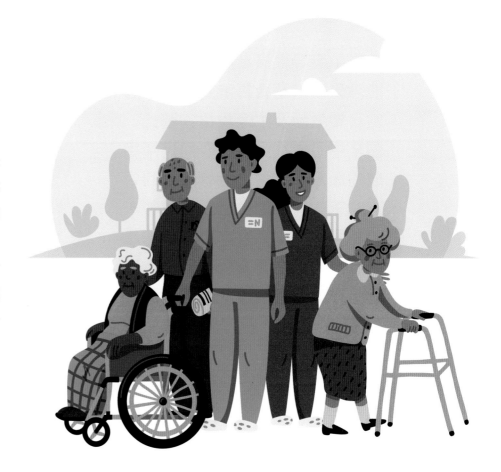

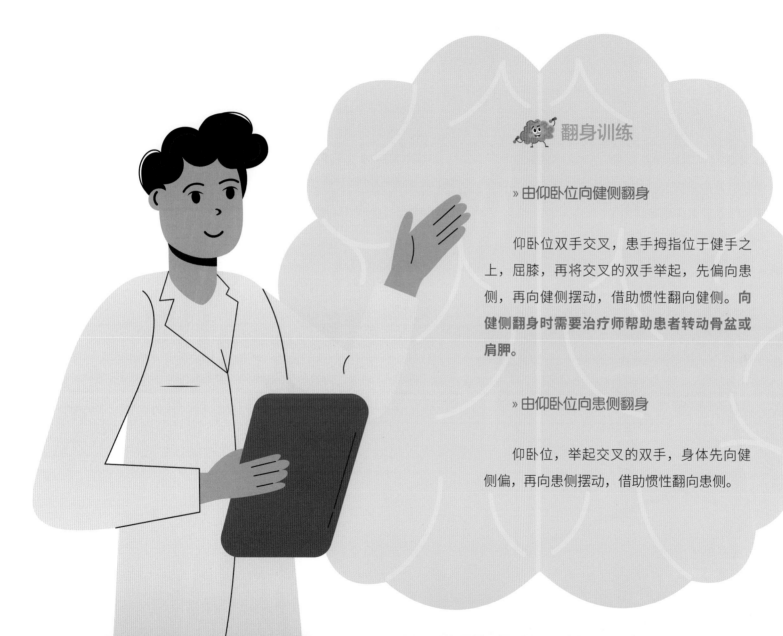

翻身训练

» 由仰卧位向健侧翻身

仰卧位双手交叉，患手拇指位于健手之上，屈膝，再将交叉的双手举起，先偏向患侧，再向健侧摆动，借助惯性翻向健侧。**向健侧翻身时需要治疗师帮助患者转动骨盆或肩胛。**

» 由仰卧位向患侧翻身

仰卧位，举起交叉的双手，身体先向健侧偏，再向患侧摆动，借助惯性翻向患侧。

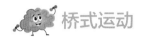 桥式运动

» 双侧桥式运动

治疗师帮助患者将两腿屈曲，双足平踏床面，让患者伸髋将臀抬离床面。如患髋外旋外展不能支持时，治疗师帮助将患膝稳定。

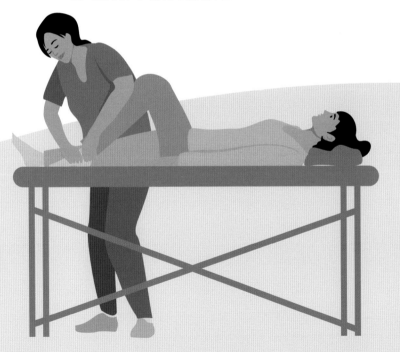

» 单侧桥式运动

当患者完成双侧桥式动作后，可让患者伸展健腿，患腿完成屈膝、伸髋、抬臀的动作。患髋外展不能支持时，治疗师帮助将患膝稳定。

» 动态桥式运动

为了获得下肢内收和外展控制能力，患者仰卧屈膝，双足踏住床面，双膝平行并拢，健腿保持不动。患腿做交替的幅度较小的内收和外展动作，逐步学会控制动作的幅度和速度。

🧠 平衡训练

尽早让患者坐起能防止肺部感染，改善心肺功能。先从半坐位开始，如患者无头昏等不适症状，可加大角度、延长保持坐位的时间。

» 坐位平衡训练

协助患者坐到普通的凳子上。患者坐稳后将患足稍置于健足后侧方，双足与肩同宽，双臀同时负重坐稳，双髋、双膝充分屈曲。

方法一：为了训练坐位平衡能力，让患者用健手从身体一侧拾起某一物品后将之放于身体的另一侧。患者根据自身情况可以逐渐把物体向身体后外侧摆放，以增加坐位平衡训练的难度。

方法二：帮助患者将身体向前、后、左、右倾斜，又慢慢恢复到中立位，反复训练，直到将患者轻轻向前推或者向后推患者都不倒为止。

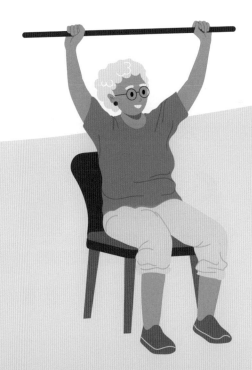

🧠 注意事项

● 由于偏瘫患者有忽略患侧肢体的倾向，家庭照护的时候应该对患侧给予更多的视觉、听觉刺激。

● 坐位训练前，首先应进行坐位适应性训练（从摇高床头30°开始，逐步增加到90°，每一角度应保持30分钟左右），以防止发生体位性低血压。

● 患侧手勿捏握健身球之类物品，勿按摩刺激脚心，防止肌张力增高。

● 过早强行下床行走是不可取的，这不仅会增加摔倒的风险，同时还会强化异常步态模式。

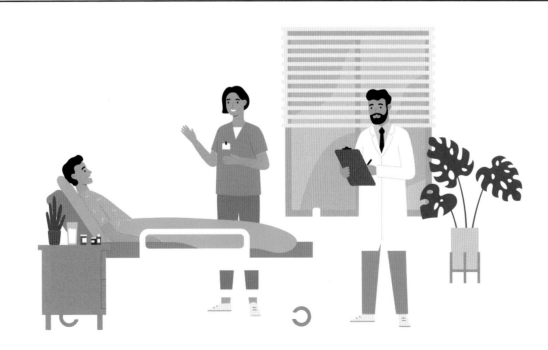

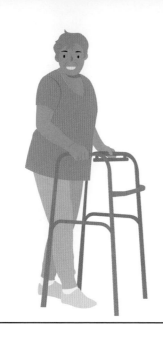

◉ 脑卒中后意识清醒的患者应该在生命体征平稳、临床症状不再进展后48小时再进行肢体康复训练。

◉ 康复治疗一定要在有专业资质的康复医师的指导下进行。根据具体的情况制订个体化的康复计划并严格执行，不应擅自更改。

◉ 注意观察患者表情或监测血压。如果患者出现脸色发白、冒冷汗、头晕、恶心等情况应暂停训练，给予相应检查或治疗。

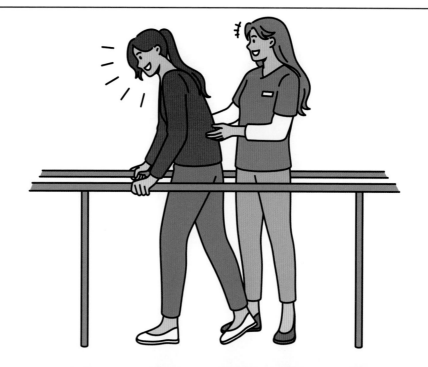

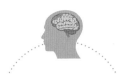

心脏呼吸功能康复

◎ 在医生指导下，脑卒中患者应尽早离床接受常规的运动功能康复训练，以提高心血管功能。下肢肌群具备足够力量的脑卒中患者可以进行增强心血管适应性方面的训练，如活动平板训练、水疗等。

◎ 重症脑卒中患者可加强床边的呼吸道管理和呼吸功能康复，以改善呼吸功能、增加肺通气和降低脑卒中相关性肺炎的发生率和严重程度。

◎ 医生会借助各类指标监测患者的肺功能。

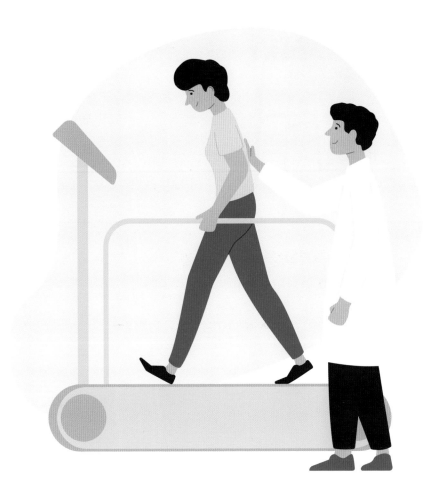

肺功能监测指标

缩写	肺功能监测指标	含义	正常值
FVC	用力肺活量	完全吸气至 TLC 位后以最大的努力、最快的速度做呼气,直至残气量位的全部肺容积。在正常情况下,VC 与 FVC 相等	男性约 3.47L,女性约 2.44L
FEV1	1 秒用力呼气容积	指完全吸气至 TLC 位后在 1 秒以内的快速用力呼气量	3.65L
FEV1/ FVC	一秒率	FEV1 与 FVC 的比值,常用百分数表示,是判断气流阻塞的主要指标	> 75%
MMEF	最大呼气中期流量	用力呼出气量为 25% ~ 75% 肺活量间的平均呼气流量,亦可表示为 FEF25% ~ 75%	4.29 L/s
PEF	呼气峰值流量	用力呼气时的最高气体流量,是反映气道通畅性及呼吸肌肉力量的一个重要指标	5.5L/s

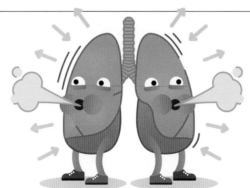

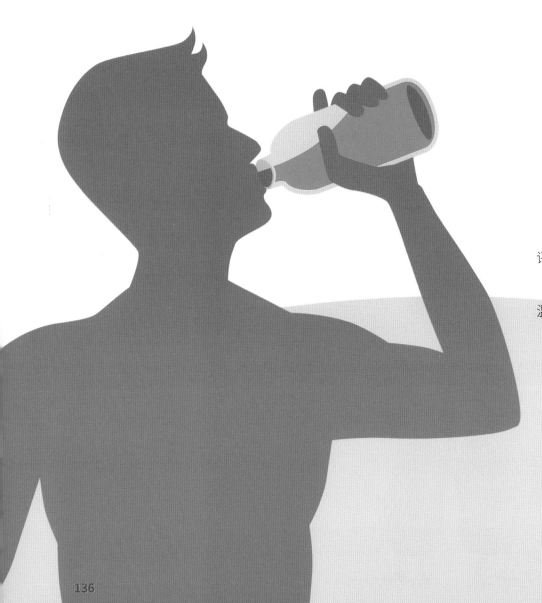

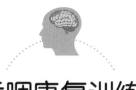

吞咽康复训练

◎ 由专业人士完成标准的吞咽功能评估。

◎ 饮水试验。患者端坐，喝下30mL温开水，观察所需时间和呛咳情况。

1级（优）▶ 能顺利地1次将水咽下。

2级（良）▶ 分2次以上，能不呛咳地咽下。

3级（中）▶ 能1次咽下，但有呛咳。

4级（可）▶ 分2次以上咽下，但有呛咳。

5级（差）▶ 频繁呛咳，不能全部咽下。

● 饮水试验阳性患者可根据医生的安排接受进一步检查并确定训练方案。对于存在吞咽困难的患者，首先应对患者进行心理辅导，引导患者克服恐惧、紧张的心理，鼓励其进食。

训练方法：依次进行微笑、皱眉、张口、伸舌、吸吮、鼓腮、空咽、咽小冰块等。

● 应以流食或半固态食物为主，如鸡蛋羹、酸奶、豆浆，逐渐增加固体食物。

● 严重者可考虑使用鼻肠管进行肠内营养。

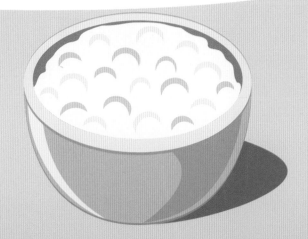

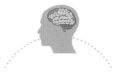

语言康复

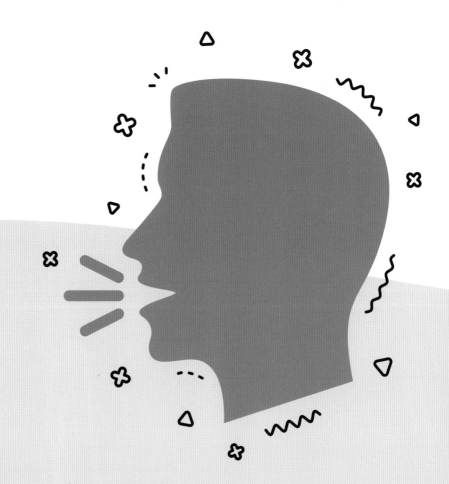

◉ 由言语治疗师对存在交流障碍的脑卒中患者从听、说、读、写、复述等几个方面进行评估，有针对性地对语音和语义障碍进行治疗。

◉ 建议脑卒中后有交流障碍的患者早期开始语言功能障碍的康复，适当增加语言康复训练强度。

◉ 脑卒中早期可针对患者听、说、读、写、复述等障碍给予相应的简单指令训练、颜面肌肉发音模仿训练、复述训练。口语理解严重障碍的患者可以尝试通过阅读文字、手写或借助交流板进行交流。

◉ 对于有一定文化水平的患者，通过写字交流是最高效的；而如果患者文化水平不高，可借助实物或图片表达简单含义。

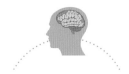

康复治疗过程中的护理要点

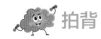 **拍背**

手掌呈弓形，五指并拢，由肺底部开始，自下而上进行拍背，注意力量不宜过大。不宜在饭后1小时内拍背，避免胃内没有消化的食物反流造成误吸。拍背时注意观察患者的面色、呼吸等。

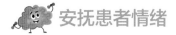 **安抚患者情绪**

很多脑卒中患者由于生活难以自理的现实，常常会出现抑郁症状，主要表现为情绪低落、兴趣丧失、食欲不佳、失眠、烦躁易怒、负罪感重等。如果怀疑存在抑郁症，首先应到专业医院进行评估，确诊后进行相应的心理疗法及药物治疗。若还未确诊，家属在康复过程中就应该对患者多进行疏导、鼓励、安慰等，避免其发展为抑郁症。

小便失禁的护理

对于脑卒中尿失禁的患者，可给予护理垫、纸尿裤等，同时注意尿道口周围的皮肤干燥，必要时可予以留置尿管。居家注意尿管及尿道口护理。此外，要为患者制订排尿时间表，养成规律排尿的习惯。

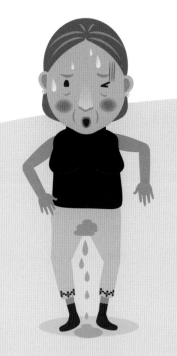

防止跌倒

脑卒中患者在康复过程中跌倒的风险很大。因此，患者和家属需要格外注意。

◉ 保证地面干燥以免滑倒。

◉ 地面不易堆放过多物品，否则患者容易被绊倒。

◉ 走廊、厕所、床边均应该装有扶手。

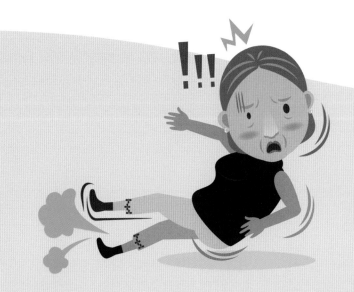

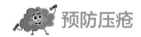 ## 预防压疮

◉ 长期卧床的患者应注意预防压疮，定时翻身改变体位，每2小时翻身1次。

◉ 翻身时应动作轻柔，避免因为拖拽造成患者皮肤损伤。

◉ 避免将异物压于身下。

◉ 对于有大小便失禁或呕吐的患者，要保持衣物、床单、被褥的干爽清洁。

◉ 加强患者营养支持，提高患者的抵抗力。

◉ 可使用气垫床来防止压疮的出现。

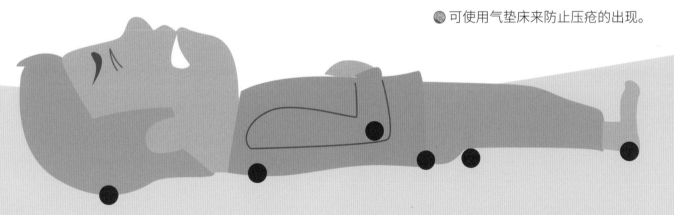

2

第二节　药物治疗

> "A-S-A"（抗血小板-他汀-降压）是脑卒中后治疗的三大基石。一般情况下，启动治疗后患者须长期规律服药，不能随意停药。

抗血小板药

阿司匹林和氯吡格雷是目前最为常用，也是循证证据最多的抗血小板药物。对于非心源性脑卒中患者，指南推荐长期使用阿司匹林或氯吡格雷单药治疗作为二级预防的首选用药。

但对于以下6类特殊患者，需要先使用双联抗血小板（阿司匹林+氯吡格雷）治疗21天后，再改成单用阿司匹林或氯吡格雷：

◉ 未经溶栓治疗的NIHSS评分≤3分的轻型卒中/ABCD2≥4分的高危TIA患者。

◉ 颈动脉、颅内动脉症状性狭窄伴有微栓子信号阳性。

◉ 主动脉弓粥样硬化性卒中。

◉ 颈部动脉夹层。

◉ 不接受抗凝治疗的房颤伴缺血性脑卒中。

◉ 接受血管内治疗的AIS患者。

健康人长期吃阿司匹林是不能起到预防脑卒中的作用的。 存在脑卒中危险因素的人群，是否要服用阿司匹林应该由医生综合评估，权衡利弊后再确定。

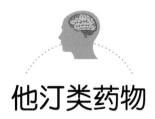

他汀类药物

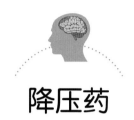

降压药

他汀类药物是临床上最常使用的降脂药，脑卒中后服用他汀类药物能稳定斑块、降低心血管事件的复发风险、改善预后。而且脑卒中后越早启动他汀类药物治疗，患者获益越多。启动他汀类药物治疗后，患者住院期间或者出院后自行停药会显著减少获益。因此，对非心源性脑卒中患者推荐长期服用他汀类药物来降低脑卒中和心血管事件的发生。

高血压是导致脑卒中的最重要的危险因素。发生脑卒中的患者中有70%合并高血压。因此，脑卒中患者即使在住院期间没有发现高血压，也需要定期监测血压。

降压药种类繁多，降压效果也有差异，具体选择何种药物要由专科医生决定，不能看别人吃啥药自己也跟着吃啥药。

降压的目标值一般为140/90mmHg以下，但不同人群血压控制的目标也不相同，如糖尿病或合并蛋白尿的患者可控制在130/80mmHg以下。

监测血压应每日早、晚各测量2～3次，每次间隔1分钟，取平均值。血压控制良好时，每周至少测量1次。

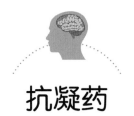

抗凝药

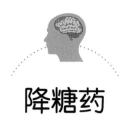

降糖药

心房颤动（房颤）是导致心源性脑卒中的主要原因。已有大量的临床研究证实，对于房颤患者的脑卒中预防，抗凝治疗优于抗血小板治疗。而且众多指南也一致推荐脑卒中合并房颤的患者选择抗凝治疗。对伴有心房颤动的缺血性脑卒中患者，我国指南推荐口服华法林抗凝治疗，这样做可以预防再发的血栓栓塞事件。新型口服抗凝剂（NOACs）可作为华法林的替代药物。与华法林相比，NOACs的优点在于安全性好、药物和食物相互作用较少、无须频繁监测、无须调整剂量，缺点在于价格更高。目前常用的NOACs主要包括达比加群和利伐沙班。

2型糖尿病患者选用二甲双胍作为一线药物改善血糖和降低ASCVD 风险。对于既往有 ASCVD 的2型糖尿病患者，医生可能使用SGLT-2抑制剂或GLP-1受体激动剂作为血糖管理方案的一部分。应用二甲双胍后，如果HbA1c＞7.0%且有其他ASCVD危险因素，医生通常会考虑给予GLP-1受体激动剂或SGLT-2抑制剂来改善血糖控制效果并降低脑卒中的风险。

3

第三节 脑卒中后的病情管理

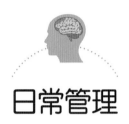

日常管理

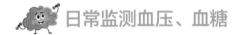 **日常监测血压、血糖**

对于脑卒中患者来说，日常的血压、血糖监测都是十分必要的，可以在家中备齐血压计和血糖仪。

一般情况下，控制目标为血压控制在140/90mmHg以内，空腹血糖控制在8mmol/L以内，餐后2小时血糖控制在10mmol/L以内。

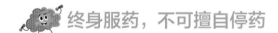 **终身服药，不可擅自停药**

阿司匹林／硫酸氢氯吡格雷＋阿托伐他汀／瑞舒伐他汀是脑卒中患者需要终身服用的药物。如果出现牙龈出血、黑便、皮肤瘀斑、肌肉酸痛、酱油色小便等异常情况时，应及时就诊，询问医生建议，切不可自主停药。

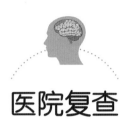

医院复查

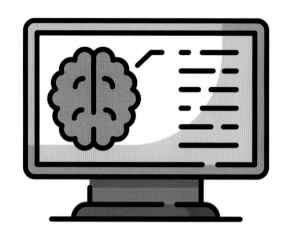

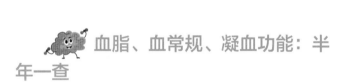 血脂、血常规、凝血功能：半年一查

血脂、凝血功能及血液成分情况都对脑卒中的发病有着极大的影响。要想控制脑卒中不再复发，将血脂等指标控制在正常范围内是极其重要的。

头颈部 CTA、头颅 MRI：1 年至 1 年半一查

通过脑血管造影及脑部核磁情况，可以判断评估颅内的情况，确定有无细小的、无明显临床症状的病灶出现，从而做到及时预防或治疗。

> 注意！！！
> 在有条件的情况下，最好每两年住院检查一次，这样可以完善身体的各项检查。

4 第四节　脑卒中后的饮食管理

脑卒中患者应该注意饮食。

◉ 要多吃：对于蔬菜水果等富含维生素和微量元素的食物可以尽量多吃，以防止动脉硬化；应该注意补充蛋白质，动物蛋白和植物蛋白都需要适量补充，这有助于降低胆固醇。

◉ 要少吃：对于高油高盐的食物应该控制食用，少吃胆固醇含量高的食品，尽量不吃动物内脏等高胆固醇的食物，避免嘌呤高的食物，拒绝含有咖啡因的饮料。

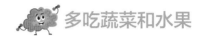

多吃蔬菜和水果

蔬菜和水果中含丰富的维生素C和钾、镁等。维生素C可调节胆固醇的代谢，防止动脉硬化的发展，同时可以增强血管的致密性。糖尿病患者应根据自身血糖情况，适量摄入水果。

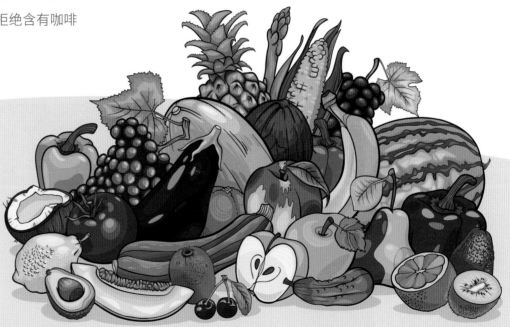

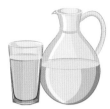

 饮食中应有适当的蛋白质

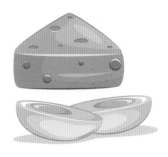

蛋白质包括动物蛋白质（如蛋清，瘦的猪、牛、羊肉，鱼，鸡肉等）和植物蛋白质（如豆腐、豆浆、豆芽等各种豆制品）。饮用牛奶时最好将奶皮去掉或饮用脱脂牛奶。

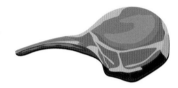

为了防止中风，老年人应每日进食蒜、姜、葱、醋、含乳酸菌类饮料，这样可有效抑制肠道内有害细菌。及时饮水补液，绿茶、蜂蜜水、牛奶、豆浆、低糖天然果蔬汁、骨头蘑菇汤等均可适量饮用。

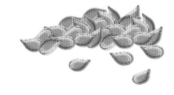

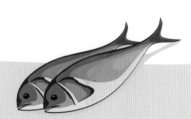

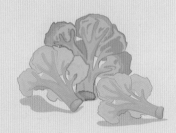

控制油脂摄取量

少吃油炸、油煎或油酥的食物，少吃猪皮、鸡皮、鸭皮、鱼皮等。烹调时宜采用清蒸、水煮、凉拌、烤、烧、炖、卤等方式。

少吃胆固醇含量高的食物

动物内脏（脑、肝、肾等）、肥肉、蟹黄、虾卵、鱼卵等食物富含胆固醇，应限制摄入。血胆固醇过高的患者每周摄取的蛋黄不宜超过3个。

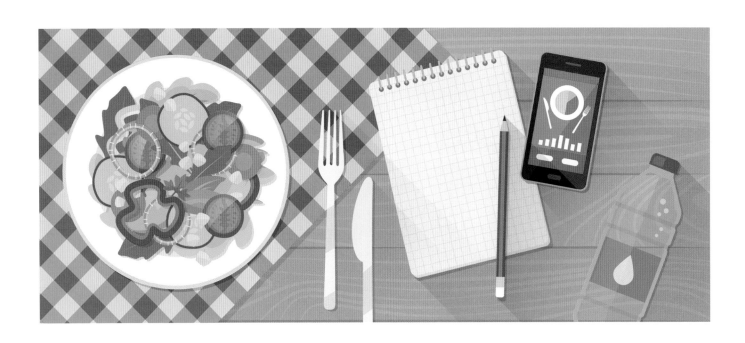

控制盐的摄取

摄取过量的盐分会使人体内的水分滞留，引起血压上升。宜多食用新鲜的天然食物。而腌制食品、腊味食品及调味浓重的罐头食品应尽量少吃。

少饮用含有咖啡因的饮料

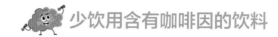

咖啡、茶类都属于含咖啡因的饮料，应限制摄入。饮用时，应避免添加奶精，并少用糖。

减少食用高嘌呤的食物

减少动物内脏、豆类、芦笋等高嘌呤食物的摄入，以避免尿酸过高；多喝水以降低尿酸的浓度。

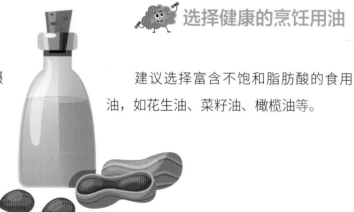

选择健康的烹饪用油

建议选择富含不饱和脂肪酸的食用油，如花生油、菜籽油、橄榄油等。

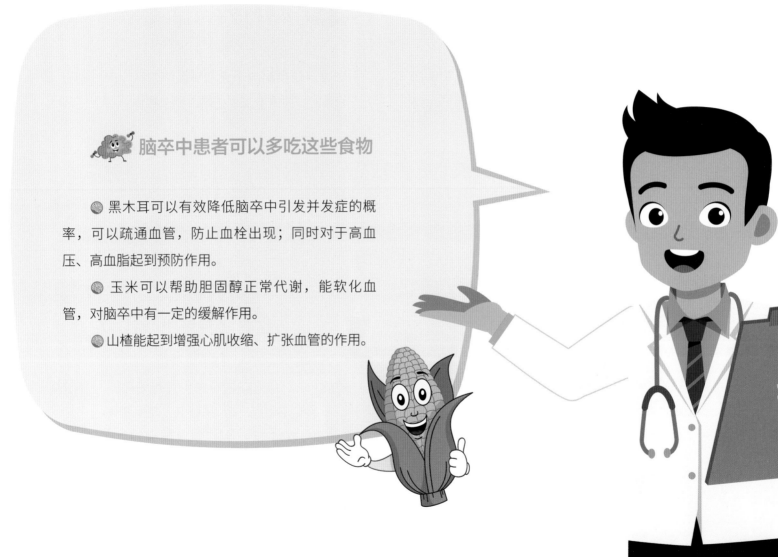

脑卒中患者可以多吃这些食物

◎ 黑木耳可以有效降低脑卒中引发并发症的概率，可以疏通血管，防止血栓出现；同时对于高血压、高血脂起到预防作用。

◎ 玉米可以帮助胆固醇正常代谢，能软化血管，对脑卒中有一定的缓解作用。

◎ 山楂能起到增强心肌收缩、扩张血管的作用。

5

第五节 脑卒中并发症的应对

认知障碍、癫痫、抑郁、睡眠障碍及疼痛都是脑卒中后常见的并发症。究竟为什么会出现这些并发症？这些并发症有什么样的表现？又该如何去治疗呢？

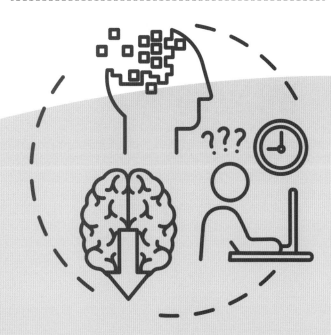

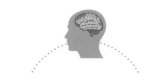

脑卒中后认知障碍

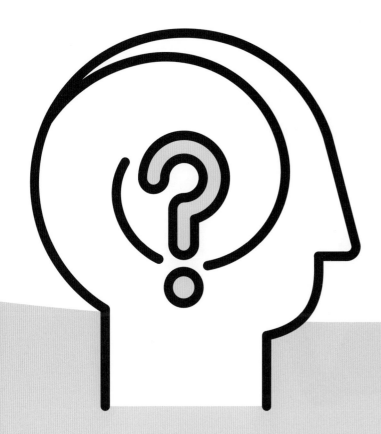

 病因和危险因素

» 不可干预因素

◉ 人口学特征：高龄、女性、文化程度低。

◉ 脑卒中相关因素：脑卒中史或复发脑卒中，出血性脑卒中。

» 可干预因素

◉ 血管相关危险因素：高血压、糖尿病、心房颤动、吸烟。

◉ 脑卒中发生前因素：脑卒中前认知损害。

◉ 脑卒中发生后因素：脑卒中并发症，如感染、谵妄、痫性发作。

分类

脑卒中后认知障碍（PSCI）可分为脑卒中后认知障碍非痴呆（PSCIND）和脑卒中后痴呆（PSD）。前者虽然认知功能有受损，但不影响日常生活和工作。与可早期恢复的脑卒中后谵妄及一过性认知损伤不同，PSCI 和脑卒中病变的特性、阿尔茨海默病病理、大脑的可塑性密切相关，是一种持续性的认知功能受损。

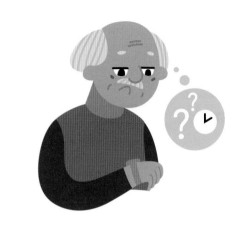

PSCIND **PSD**

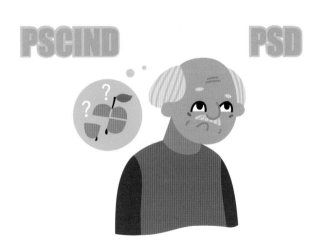

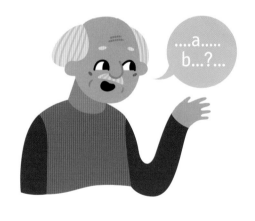

🧠 相关治疗

◉ 脑卒中后认知障碍可通过专业手段（应用MMSE、MoCA）进行筛查，并评估其对康复和护理的影响。

◉ 脑卒中后进一步认知功能检查和康复，可待急性期过后进行认知障碍详细的评测和针对性的康复，早期发现和干预是脑卒中后认知康复的重要部分。

◉ 直接注意训练可以提高患者的注意能力和阅读理解能力。基于计算机的工作记忆训练可以提高患者的工作记忆水平。

视觉扫视等训练可以改善偏侧忽略症患者的症状。

元认知康复训练策略可以提高患者的信息处理速度。

群组训练可以改善患者的社会认知功能。

此外，在认知训练基础上还可以联合生活方式干预，增加有氧锻炼、太极拳和瑜伽等训练项目，或与VR、神经调控技术，如TMS 和 tDCS 等结合，进行多模态综合干预。

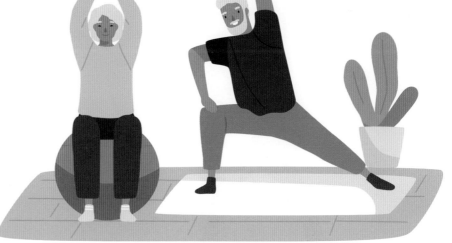

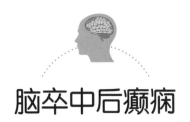

脑卒中后癫痫

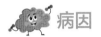 **病因**

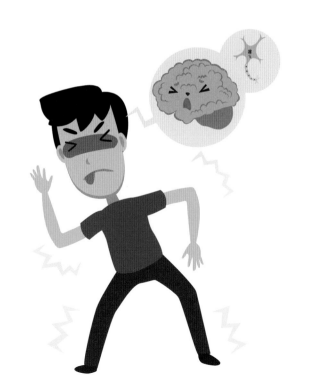

早发性癫痫发作的机理可能为：

⬤ 在短暂性脑缺血发作和脑梗死早期，由于脑组织缺血缺氧，导致钠泵衰竭，钠离子大量内流而使神经细胞膜的稳定性发生改变，出现过度除极化，引发痫性放电。

⬤ 在脑出血早期，由于血肿直接刺激皮层运动区，或血肿压迫皮层运动性区的血管引起该区缺血，或出血破入脑室系统，脑干受压，脑脊液循环障碍导致颅内压升高。由于自动调节作用，脑血管收缩，脑供血不足，使血肿周围组织缺血更加严重，局部低氧、低糖、低钙、代谢紊乱而致神经元受刺激放电过度而引起癫痫发作。

◎ 脑出血或蛛网膜
下腔出血引起局限性或弥
漫性脑血管痉挛，导致神
经元缺血缺氧而致痫性
放电。

◎ 较大的畸形血管盗
血而使邻近脑组织缺血缺
氧，或病变直接刺激局部
神经元引起癫痫发作。

◎ 脑水肿、急性颅内
高压影响正常生理活动，
引起痫性放电。

◎ 脑卒中后，由于
应激反应，体内有关激素
水平发生改变，引起异常
放电。

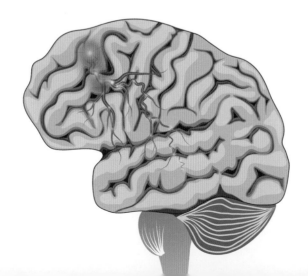

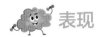 表现

脑卒中后癫痫表现为脑卒中后出现两次及以上的非诱发性癫痫发作。患者通常脑卒中前无癫痫病史，在脑卒中后一定时间内出现癫痫发作。在排除脑部和其他代谢性病变的前提下，一般脑电图监测到的痫性放电与脑卒中部位具有一致性。 根据脑卒中后癫痫发作出现的时间和持续时间，脑卒中后癫痫发作被分为早发性癫痫发作（early seizure，ES）和迟发性癫痫发作（late seizure，LS）。

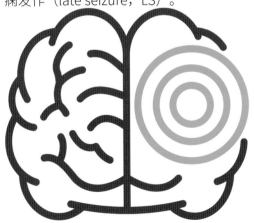

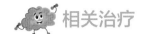 相关治疗

◉ 不推荐预防性应用抗癫痫药物。

◉ 孤立发作 1 次或急性期痫性发作控制后，不建议长期使用抗癫痫药物。

◉ 对于脑卒中后 2～3 个月再发癫痫的患者，建议按癫痫常规治疗进行长期抗癫痫药物治疗。

◉ 对于脑卒中后癫痫呈持续状态的患者，建议按癫痫持续状态治疗原则处理。

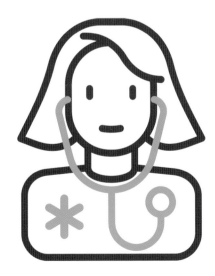

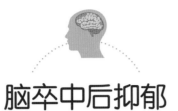

脑卒中后抑郁

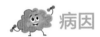 病因

» 脑卒中病灶机制

Robinson等人提出，大脑损伤部位与脑卒中后抑郁（PSD）的发生密切相关。左侧额叶皮质和左侧基底节区的卒中易引发重度抑郁，损伤前界至额极的距离与PSD程度呈负相关。Kim等人认为脑卒中损害额叶/颞叶—基底节—脑干腹侧环路相关的化学神经解剖路径，促使了PSD的发生。

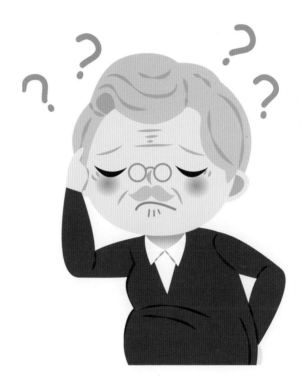

» 神经递质机制

抑郁症的神经生物学基础主要是5-羟色胺（5-HT）和去甲肾上腺素（NE）系统的失衡。抑郁症使中枢神经系统中5-羟色胺释放减少，突触间隙的含量下降。脑卒中损伤或影响了脑内神经递质的合成、代谢和传递，损害了去甲肾上腺素与5-羟色胺之间的神经元及通路，使之平衡失调，从而使其递质合成低下。

细胞炎性因子机制：在脑卒中等应激状态下，中枢神经系统中的星形胶质细胞和小胶质细胞能产生细胞因子，包括1L-1、1L-6、TNF-α、和INF-γ等，并存在明显的免疫激活和细胞因子增高的现象，其血浆增高的细胞因子浓度与抑郁症的症状有关联。

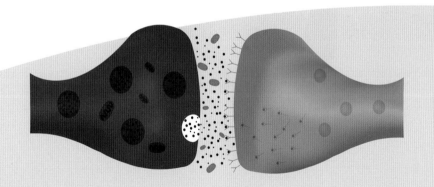

5- 羟色胺正常释放

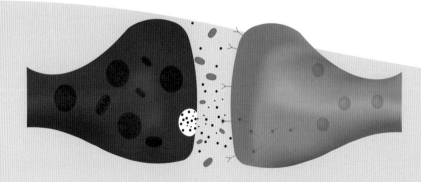

5- 羟色胺释放减少

» 血管性抑郁假说

Alexo-poulos等研究认为，脑卒中后抑郁为各种急、慢性病变对脑血管进行性损害的结果。额叶或其调节通路被单个或多个病灶阻断，当达到某一限度时可发生抑郁。脑卒中后抑郁是血管性疾病随时可能出现的一组症状。

» 反应性机制

反应性机制主要指该疾病带来的神经功能障碍及工作社会生活能力降低，以及由此产生的一系列生理、心理平衡失调。

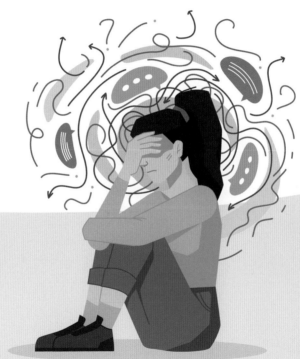

表现

存在抑郁心理或快感缺乏（丧失兴趣或快乐）持续 2 周或以上，外加以下症状中的 4 条或以上，症状持续存在并干扰日常生活。

这些症状包括：①明显的体重减轻或增加；②失眠或嗜睡；③精神运动性激越或迟滞；④疲劳或精力丧失；⑤无价值感或不恰当的内疚感；⑥注意力不集中或犹豫不决。

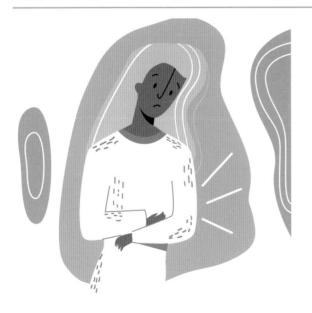

 相关治疗

在确认无禁忌证的情况下，诊断为脑卒中后抑郁的患者应接受抗抑郁药物治疗，推荐首选选择性 5-羟色胺再摄取抑制剂（selective serotonin reuptake inhibitor，SSRI）、选择性 5- 羟色胺和去甲肾上腺素再摄取抑制剂（serotonin–norepinephrine reuptake inhibitor，SNRI）类抗抑郁药，并密切监测以确定其治疗效果。对于情绪不稳或假性延髓情绪（pseudobulbar affect，PBA）造成情绪困扰的患者，可应用 SSRI 或右美沙芬 / 奎尼丁进行试验性治疗。英国皇家医师学院推荐对于轻—中度抑郁症状的患者提供心理支持和建议，同时可考虑心理干预，也推荐患者增加社会活动、体力锻炼及目标设定等以改善症状。

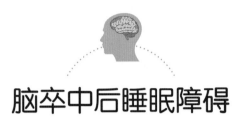

脑卒中后睡眠障碍

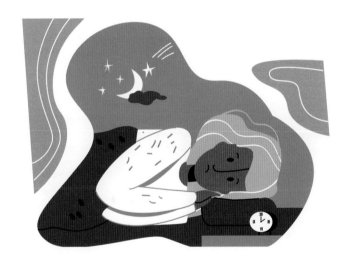

 病因

» 脑卒中的损伤部位

与睡眠相关的解剖部位比较广泛，当脑卒中损害相关部位时，脑卒中后睡眠障碍（PSSD）的发生概率更高。有研究表明，睡眠障碍与脑卒中部位的相关性依次为大脑半球、丘脑、基底核和脑干。相对于右侧大脑半球受损而言，左侧大脑半球受损的患者更容易发生睡眠障碍；出血性脑卒中患者较缺血性脑卒中患者更易见睡眠障碍；后循环缺血较前循环缺血更易发生睡眠障碍。由于脑卒中发生的部位不同，睡眠障碍的类型也有所差别，双侧丘脑、中脑或脑桥卒中常引起嗜睡，而延髓卒中易出现中枢性睡眠呼吸暂停综合征。

» 神经功能受损

5-羟色胺（5-TH）、去甲肾上腺素（NE）、组胺、腺苷等属于觉醒维持系统中的神经递质，负责控制疲倦感和维持觉醒状态，神经受损后，神经递质分泌代谢失常，兴奋性氨基酸释放增加，而5-TH及NE释放减少，神经元的兴奋性减低，睡眠—觉醒系统发生紊乱导致睡眠障碍。此外，褪黑素同样与睡眠关系密切，它能改善睡眠、调节昼夜节律、镇痛及镇静催眠等，褪黑素的分泌是影响睡眠的主要原因之一。

» 脑卒中因素

脑卒中病理性损害涉及多个系统，如失语，顽固性头痛，肌肉关节麻木、疼痛，肢体活动障碍、尿失禁或潴留等均可引起失眠。由于脑卒中导致器官功能减低，有的脑卒中患者可出现气道肌肉松弛，腭或下咽部下垂引起上气道压力降低以及呼吸道肌肉松弛造成呼吸困难（呼吸暂停综合征）进而引起睡眠障碍。另外，脑卒中患者白天睡眠过多及伴发机体活动障碍、长时间卧床、保持一种姿势也可导致睡眠障碍。

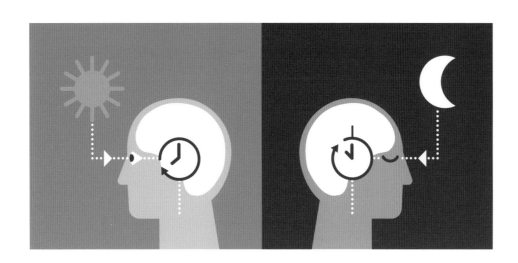

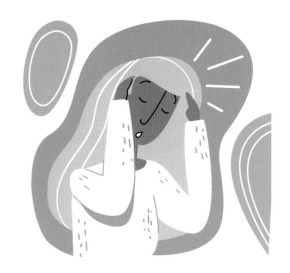

» 社会心理因素

　　脑卒中后患者常出现失语、偏瘫等症状，丧失日常生活自理能力、工作能力。再加上住院环境的陌生感及漫长艰辛的康复治疗过程，缺少舒适的睡眠环境，心理负担加重，患者易产生抑郁、焦虑等心理状态，引发睡眠障碍。因生理、心理及家庭扮演角色的特殊性，女性患者较男性患者更易并发此病。

» 环境因素

　　脑卒中患者住院后，在较短的时间内难以适应，也会出现排斥心理。夜间频繁的护理操作、翻身等会对睡眠的完整性造成影响，患者较易出现焦虑等不良心理状态，从而影响其睡眠质量。还有研究表明，长时间卧床、持续的灯光和声音刺激等与住院治疗相关的环境因素均可导致患者的睡眠质量下降。

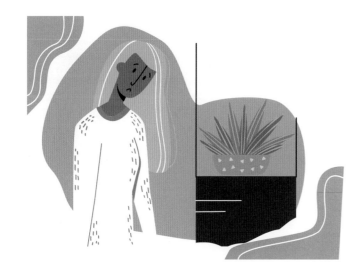

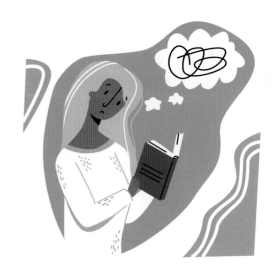

表现

PSSD可分为呼吸相关性睡眠障碍和非呼吸相关性睡眠障碍。前者包括阻塞性睡眠呼吸暂停（OSA）、中枢性睡眠呼吸暂停（CSA）和混合性呼吸暂停等，其中以OSA最常见。PSSD主要包括失眠、睡眠过多、睡眠运动相关障碍、异态睡眠等。

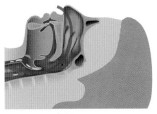
正常通气

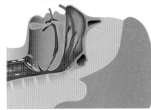
轻度OSA

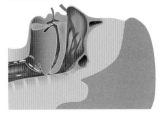
中—重度OSA

 相关治疗

脑卒中患者出现睡眠障碍应首选非药物治疗手段，如睡眠健康教育，控制相关危险因素。对失眠患者强调接受认知行为治疗，对快动眼睡眠障碍（RBD）患者强调安全的睡眠环境。推荐脑卒中后发生呼吸睡眠暂停的患者使用持续性气道正压通气（CPAP）作为一线治疗方法。对不愿意使用/不耐受CPAP的患者，建议使用口部装置或调整体位改善症状，特别是对体位性呼吸睡眠暂停的患者应进行睡眠体位指导。

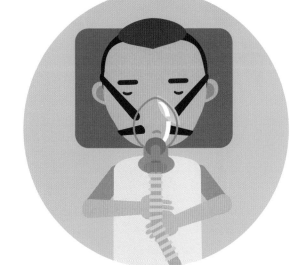

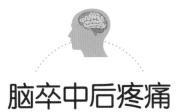

脑卒中后疼痛

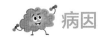 病因

脑卒中后疼痛（PSP）的发病机制是多因素的，可能与以下方面有关：①神经系统的直接损伤，包括中枢神经和周围神经的继发损伤。PSP主要与丘脑的病变有关，尤其与交感神经系统失调有关。Datta等人的研究显示，脑卒中后交感神经功能失调可导致血管舒缩功能障碍，从而影响伤害感受器的微环境，最终形成痛觉过敏。②脑卒中后偏瘫侧出现软组织迟缓、痉挛以及挛缩状态，引起的广泛损伤。③PSP患者远端健康组织在低压力时即出现疼痛，表明患者痛觉阈值降低，存在中枢敏化。④患侧肢体保护不足、不恰当的康复治疗等。

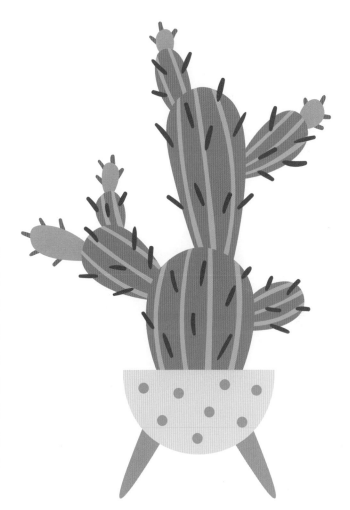

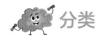 分类

PSP是指脑卒中后继发的慢性疼痛，故医生会谨慎评估区分是否为脑卒中前已存在的疼痛。其主要的类型有脑卒中后肩痛（PSSP）、脑卒中后中枢痛（CPSP）、痉挛性疼痛、复杂性区域疼痛综合征（CRPS）和脑卒中后头痛等。

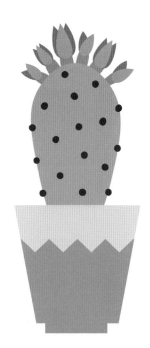

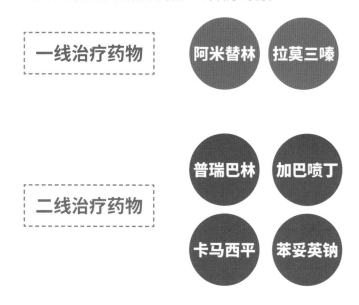 相关治疗

医生会根据患者需要、治疗反应和不良反应来个体化地选择治疗PSP的药物。阿米替林和拉莫三嗪是比较适合的一线治疗药物。普瑞巴林、加巴喷丁、卡马西平或苯妥英钠被认为是二线治疗药物。

一线治疗药物 —— 阿米替林 拉莫三嗪

二线治疗药物 —— 普瑞巴林 加巴喷丁 卡马西平 苯妥英钠

非甾体抗炎药（NSAIDs）和吗啡类药物对PSP基本无效。

6

第六节　脑卒中的康复

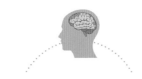

脑卒中的三级康复

一级康复

急性期在治疗科室住院进行的康复即为一级康复。一级康复的目的在于积极防治各种并发症，为患者下一步改善受损的功能创造条件。

二级康复

恢复早期在康复科室进行的康复是二级康复，完成二级康复能够使患者受损的功能达到最大程度的改善，提高患者日常生活活动能力。

三级康复

恢复中后期和后遗症期在社区或家庭开展的康复是三级康复。三级康复的目的在于进一步加强患者日常生活活动能力和参与社会生活的能力。

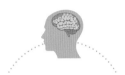

脑卒中后康复的评定

» 初步评定

视：姿势是否正常、肢体有无肿胀淤血、活动有无困难、骨骼是否变形。

触：皮温有无异常、有无压痛。

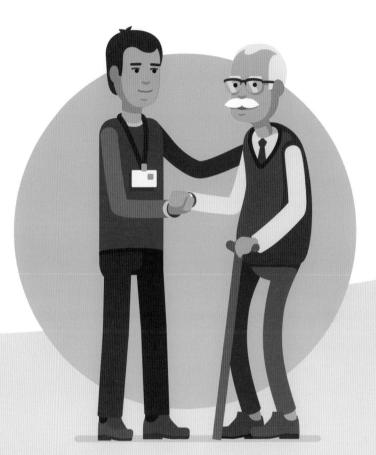

» 进一步评定

脑损害严重程度：格斯拉哥昏迷量表、脑卒中患者临床神经功能缺损程度评分标准。

🔘 运动功能：①Brunnstrom 分期；②肌张力；③肌力；④协调性（指指试验、轮替试验、跟—膝—胫试验）；⑤平衡能力（Berg平衡量表）；⑥步态（常见划圈步态）；⑦步行（holden 步行、三维步行分析仪）；⑧关节活动度。

🔘 感觉功能：浅、深、复合感觉、偏盲。

🔘 认知功能：MMSE简易精神量表。

🔘 心理状态：有无抑郁、焦虑。

🔘 言语功能评定：有无失语症、构音障碍。

🔘 日常生活活动能力：Barthel指数、功能独立性评定（FIM）。

🔘 生存质量：生活满意度量表。

🔘 心肺功能：肺功能评定、6分钟步行实验。

🔘 吞咽功能：洼田饮水试验。

🔘 并发症：有无关节畸形、压疮、感染、骨质疏松、肩关节半脱位、肩手综合征、失用症、误用症。

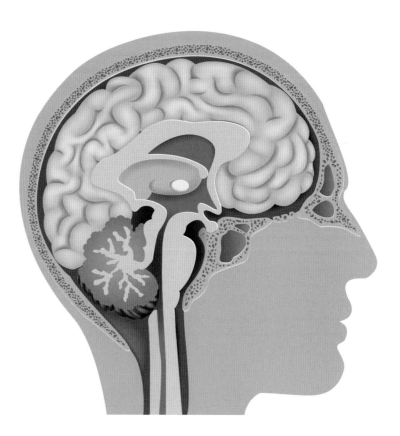

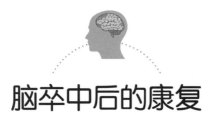

脑卒中后的康复

康复是脑卒中患者功能恢复最重要、最有效的手段。

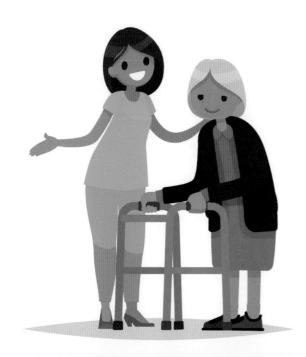

 把握脑卒中后康复的重要时期

对于肢瘫患者来说，半年以内和半年以后接受康复治疗均有疗效，只是前者的疗效更加明显。专家普遍认为，只要急性脑卒中患者生命体征稳定，神经系统症状不再进展，48小时后即可开始以运动为主的康复治疗。一般来说，缺血性脑卒中发病1周后，出血性脑卒中发病2周后即可开始康复训练。康复开始时间越早越好。

在最佳"黄金期"开始康复，能最大限度地降低并发症及后遗症，效果最好，功能恢复最快。时机一旦错过，则康复效果将大大减弱。

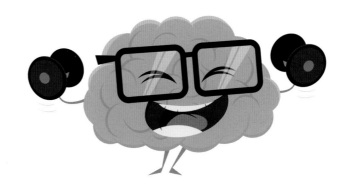

» 黄金期是什么时候

黄金期指自脑梗死或脑出血发病后3个月以内。

1～2周

急性期

3～4周

恢复早期

2～3个月

恢复中期

» 黄金期做康复训练的要求

康复训练强度应该以循序渐进的方式进行，在脑卒中康复开始阶段，患者每天接受至少45分钟的相关康复训练，能够提高功能目标，在一定范围内，增加训练强度可提高训练效果，但要考虑安全性。在专业人员的指导和帮助下，在患者能耐受的情况下，开展每天3小时，每周5天的康复训练是可行的，包括物理治疗、作业疗法、言语训练及必要的康复护理。

急性期

　　此期肢体锻炼以被动活动为主，可辅以针灸、理疗。

　　◉ 体位与患肢的摆放：患侧卧位，定时翻身（每两小时1次）以预防压疮。

　　◉ 偏瘫肢体的被动活动：从近端到远端，以活动时不感觉疼痛为度。

　　◉ 床上活动：Bobath 握手运动、翻身、桥式运动。

　　◉ 运动想象疗法。

　　◉ 物理因子疗法：局部机械性刺激（如拍打）、冰刺激、功能性电刺激、肌电生物反馈和局部气压治疗。

　　◉ 中国传统疗法：按摩、针灸。

　　上述疗法可以预防压疮、关节挛缩、肩手综合征、深静脉血栓形成等并发症。

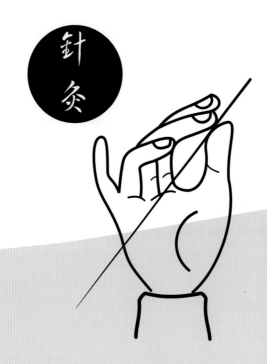

针灸

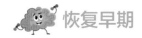

恢复早期

此期由床边康复过渡到在康复医学科进行康复。以躯体被动活动或主—被动辅助训练和作业治疗为主，针灸、理疗辅助治疗。若伴有其他功能障碍，如言语、吞咽、认知等功能障碍，应适当进行治疗。

◎ 床上与床边活动：上肢上举、床边坐与床边站、双下肢交替屈伸运动、桥式运动。

◎ 坐位活动：坐位平衡训练、患侧上肢负重、上肢功能活动（双手中线活动）、下肢功能活动（双足交替或足背屈运动）、下肢功能活动（双足交替或足背屈运动）。

◎ 站立活动：站立平衡训练，偏瘫下肢负重训练，上、下台阶运动（患腿在上，健腿在下）。

◎ 强制性使用运动疗法。

◎ 物理因子疗法：电刺激法。

◎ 心理治疗。

◎ 步行架与轮椅的应用。

◎ 言语治疗。

◎ 机器人辅助步行训练。

◎ 中国传统疗法。

上述训练和治疗可以改善偏瘫侧肌力、平衡功能、手功能和日常生活活动能力。

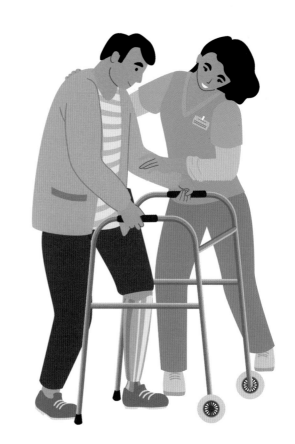

恢复中期

此期主要在康复医学科治疗。

根据患者肢体功能评定结果，安排主动活动、主—被动活动或被动活动。肢体功能较好的患者可接受作业治疗、手功能训练、虚拟情景训练、平衡训练、步态训练等，进一步提高日常生活活动能力和生活质量。

◉ 上肢（包括手）的治疗性活动：先降低异常肌张力（RIP 或牵伸），再进行相应阶段的协调运动。

◉ 下肢治疗性活动：先降低异常肌张力（腰椎旋转），再进行相应阶段的协调运动，注重步行训练。

◉ 治疗性作业活动。

◉ 认知功能训练。

◉ 心理治疗。

◉ 物理因子疗法。

◉ 言语治疗。

上述疗法可以进一步提高患者肢体功能、平衡功能、手功能和日常生活活动能力，为下一步回归家庭和社会做准备。

注意！！！
3个月内均为康复训练的黄金期，越早开展康复效果越好，患者及家属越配合治疗，功能恢复得越好！3～6个月恢复速度相对减慢，6～12个月恢复速度明显减慢。

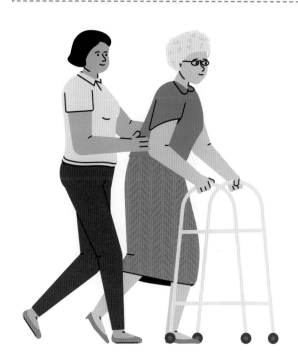

黄金期后康复训练

● 上肢（包括手）的功能训练：综合应用神经肌肉促进技术抑制共同运动，提高运动速度，促进手的精细训练。

● 下肢功能训练：增加步态训练的难度，提高实用性步行能力。

● 日常生活活动能力训练。

● 言语治疗。

● 认知功能训练。

● 心理治疗。

● 支具和矫形器的应用。

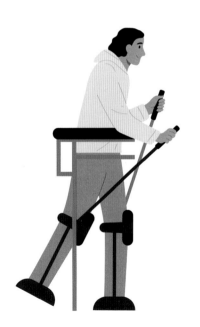

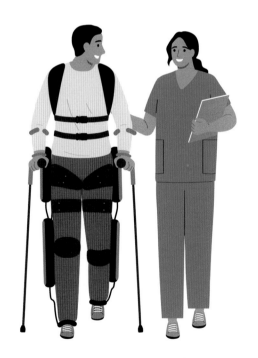

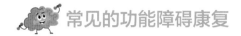 **常见的功能障碍康复**

» 失语症（脑卒中后失语症）的康复

脑卒中后失语症是指脑血管病变（出血和梗塞）引起的，原已习得的言语功能丧失或损害所出现的各种症状，表现为对语言符号的理解、组织、表达等某一方面或几方面的功能障碍。

脑卒中后失语严重程度分级：

0级：理解和表达差，无实用性交流。

1级：只能说出和理解极少词汇。

2级：可表达短句但有语法错误，可理解常用表达。

3级：可理解并表达日常生活用语，无明显困难。

4级：能表达但不流畅，对复杂的谈话内容理解困难。

5级：症状极轻，很少被人察觉，但自己常感困难。

脑卒中早期应对患者口语表达、复述、命名、阅读、书写等障碍进行评价，并给予相应的简单听指令、复述、命名、抄写等训练。口语交流严重障碍的患者可以使用文字或交流板交流。具体康复手段包括：①物理治疗。低频脉冲电治疗、经颅磁刺激技术（TMS）、音乐乐调治疗法（MIT）。②计算机辅助治疗。③言语治疗。④强制性诱导言语治疗。

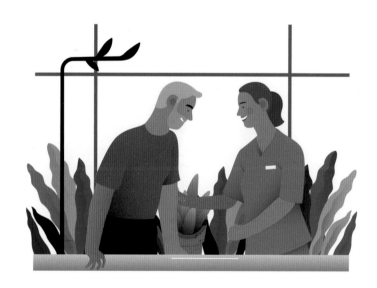

» 构音障碍康复

对于构音障碍的脑卒中患者，建议采用生物反馈和扩音器提高语音和改变强度，使用腭托代偿腭咽闭合不全，采用降低语速、用力发音、手势语等方法进行代偿。对严重构音障碍患者可采用增强和代偿性交流系统（AAC）来改善和提高交流能力。

» 情感障碍康复

患者要保持良好的生活习惯，保证充足的睡眠，避免过度劳累和情绪波动，均衡饮食，适度运动。此外，患者还要积极参加康复训练，包括认知行为疗法、社交技能训练等，尽早恢复正常的社交和人际关系。

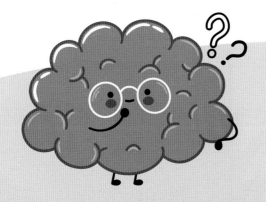

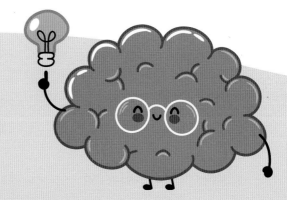